U0215985

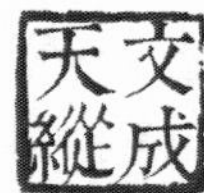
文成
天縱

中醫古籍稀見稿抄本輯刊

ZHONGYI GUJI XIJIAN GAO-CHAOBEN JIKAN

李鴻濤 主編

广西师范大学出版社
GUANGXI NORMAL UNIVERSITY PRESS
·桂林·

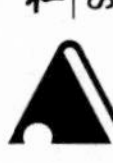

第二十五册目録

雜證明辨篇三卷 〔清〕華岫雲、邵新甫等撰 〔清〕佚名抄輯 清抄本……………………一

證治明辨六卷（卷一至四） 〔清〕王毓衔編 清抄本……………………二二五

雜證明辨篇三卷

〔清〕華岫雲、邵新甫等撰　〔清〕佚名抄輯

清抄本

雜證明辨篇三卷

本書爲中醫臨證綜合類醫書。抄輯者不詳。主要抄輯《臨證指南醫案》每門之後所附的評論。評論者有華岫雲、邵新甫、鄒滋九、姚亦陶、華德元等人，皆爲葉天士門人。這些評論或闡發病因病機，或强調診療特點，或論述證治機要，或論述用藥大法，頗能直中肯綮，對於深入領悟葉天士學術思想和方藥應用經驗，以及啓發臨證思路大有裨益。

雜證明辨篇

上

吊脚筋神效方 手足麻木或手腿臂缩吊腹痛不止

倭硫黄半斤 上原寸三分 丁香五分

吴茱萸半斤 上肉桂五分

共为细末每用三分加青葱汁好烧酒几点用滚汤将药共碗温热入脐中外贴膏药

一个再用炒热盐熨之腹胀再加老姜葱头连捣烂打入熨故同更好如冷再换再

熨不住再熨之再在腿上用被褥盖暖使其得汗此方屡试屡验 如罹吊之用此法

中風

風爲百病之長故傷寒以中風列于首内經論症則有真中類中中經絡血脉臟腑之分其論治則有攻風劫痰養血潤燥補氣培元之治蓋真中雖風從外來亦由内虚而邪得以乘虚而入北方風氣剛勁南方風氣柔和故真中之病南少北多其真中之方前人已大備不必贅論其類中之症則河間立論云因煩勞則五志過極動火而卒中皆因熱甚生火東垣立論因元氣不足則邪湊之令人殭仆卒倒如風狀是因乎氣虚而丹溪則又系南氣温多濕由濕生痰痰生熱熱生風故主乎濕三者皆辨明類中之由也類者偽也近代以來醫者不分真偽每用羌防星半烏附細辛以祛風豁痰虚

症實治不啻如枘鑿之殊矣今葉氏發明內風乃身中陽氣之變動肝為風臟因精血衰耗水不涵木木少滋營故肝陽偏亢內風時起治以滋液熄風濡養營絡補陰潛陽如虎潛固本復脈之類是也若陰陽並損無陽則陰無以化故以溫柔濡潤之通補如地黃飲子還少丹之類是也更有風木過動中土受戕不能禦其所勝如不寐不食衛疏汗泄飲食變瘦治以六君玉屏風茯苓飲酸棗仁湯之屬或風陽上僭痰火阻竅神識不清則有至寶丹芳香宣竅或辛涼清上痰火法雖未備實足以補前人之未及至於審症之法有身體緩縱不收耳聾目瞀口開眼合撒手遺尿失音鼾睡此本實先撥陰陽樞紐不交與暴脫無異並非外中之風乃純虛症也故先生急用大劑參附以回陽恐純剛

還少丹
地杞茯萸味楮苓
膝仲志菖茴戟蓉

中臟命危中腑
廢在經絡則口眼
喎斜中血脈則
半身不遂

凡痱者身無疼痛不收也偏枯者半身不遂也凡痹者痲木不仁也凡懿者奄忽不知人也噎皆凡之如又也左不遂曰曰癱右不遂曰瘓痿者肢弱不任身骨弱不能起

难癸必佐陰藥以挽回萬一若肢体拘挛半身不遂口眼喎邪舌强言蹇二便不爽此本体先虚風陽夹痰火壅塞以致營衛脉络失和治法急則先用開関继用益氣養血佐以消痰清火宣通经隧之藥氣充血盈脉络通利則病可痊愈至於風痱風懿風痺痱痹乃風门之苗症理亦相同案中種種治法余未能盡宣其理不過略举大綱而分類叙述以便後人之覧云

肝風

經云東方生風，風生木，木生酸，酸生肝，故肝為風木之臟，因有相火內寄，体陰用陽，其性剛，主動主升，全賴腎水以涵之，血液以濡之，肺金清肅下降之令以平之，中宮敦阜之土氣以培之，則剛勁之質得為柔和之体，遂其條達暢茂之性，何病之有？倘精液有虧，肝陰不足，血燥生熱，熱則風陽上升，竅絡阻塞，頭目不清，眩暈跌仆，甚則瘛瘲痙厥矣。先生治法，所謂緩肝之急以熄風，滋腎之液以驅熱，如虎潛、侯氏黑散、地黃飲子、滋腎丸、復脈等方加減，是介以潛之，酸以收之，厚味以填之，或用清上實下之法。若思慮煩勞，身心過動（龍骨 白芍 枸杞 遠志 菖蒲），風陽內擾，則營熱心悸，驚怖不寐，脅中動躍，治以酸棗仁湯（小麥 棗仁 甘草）、補心丹、枕中丹加減，清營中之热佐以斂摂神志若因動怒觸動痰火风交熾則有二陈琥苓风木過動必犯中宫則嘔吐不食法当泄肝安胃或填補陽明其他如辛甘化風酸甘化陰清金平木種種治法未能備敘然肝風一症患者甚多因古人從未以此為病名故医家每每忽略余不辭杜撰之咎特為拈出另立一门以便後学考覈云

肝风即中风類南方最多卻不必另立一门

眩暈

經云諸風掉眩皆屬於肝頭爲六陽之首耳目口鼻皆係清空之竅所患眩暈者非外來之邪乃肝胆之風陽上冒耳甚則有昏厥跌仆之虞其症有夹痰夹火中虛下虛治胆治胃治肝之分火盛者先生用羚羊山梔連翹花粉元參生地丹皮桑葉以清泄上焦竅絡之熱此先從胆治也痰多者必理陽明消痰如竹瀝姜汁菖蒲橘紅二陳湯之類中虛則兼用人參外臺茯苓飲是也下虛者必從肝治補腎滋肝育陰潛陽鎮攝之治是也至於天麻鈎藤菊花之屬皆係熄風之品可隨症加入此症之原本之肝風當與肝風中風頭風門合參

眩暈清火養肝固為正治但陽氣上升至于身體不已自主此非浮火之比古人必用金石鎮墜之品此則先生所未及矣也

頭風

頭風一症有偏正之分偏者主乎少陽而風淫火鬱爲多前人立法以柴胡爲要藥其補瀉之間不離於此至於與之陰虛火浮氣升吸短者則厥臟之病由來而來矣先生則另出心裁以桑葉丹皮山梔荷邊翹清涼泄使少陽鬱遏之邪亦可倏然而解倘久則傷及肝陰參入鹹涼柔鎮可也所云正者病情不一有氣虛血虛痰厥腎厥陰傷陽浮火亢風邪之不同按經設治自古分晰甚明茲不再述至于肝陰久耗內風日旋厥陽無一息之寧痛掣之勢已極此時豈區區湯散可解計惟與復脈之純甘壯水膠黃之柔婉以熄風和陽俾剛亢之威一時頓熄予用之屢效如神決不以虛訣爲助

虛勞

虛損之症經義最詳其名不一考内經論五臟之損治各不同越人有上損從陽下損從陰之議其於針砭所莫治者調以甘藥金匱遵之而立建中湯急建其中氣俾飲食增而津血旺以致充血生精而復其真元之不足但用稼穡作甘之本味而酸辛鹹苦在所不用蓋舍此別無良法可醫然但能治上焦陽分之損不足以培下焦真陰之本也賴先生引伸三才固本天真大造桂枝龍骨牡蠣復脈等湯以及固精諸方平補足三陰法爲兼治五臟一切之虛而大開後人聾聵可爲損症之一助也夫金匱又云男子脈大爲勞極虛亦爲勞夫脈大爲氣分泄勞極虛煩思慮鬱結心脾營損于上中而營分萎頓是爲脾建中養營四

天冬熟地人參固本 二冬二地 天冬人參 山藥 當歸 大造 杜仲 黃柏 生地 二冬

此老治虛勞之法不外乎補肺養胃滋潤益氣大旨而屬氣虛入陰者可與重氣日煖而已至其所以仲景之法又大失先天本旨當時仲景之所謂虛勞者乃虛怯之症故其脈浮大亂遲又方中用飴糖乃因腹中痛而設今日之所謂虛勞乃陰竭而浮大上支脈細數與建中正相反乃亦以此爲治此所謂耳食之學之人多用者不足

治陰虛火升之人與建中而變喉痺血冒者不下數人當時治者竟不悟也故附記于此

君五味異功等湯之所宜也脉極虛亦為勞為精血內奪肝腎陰不自立是亦味八味天真大造三才固本復脉等湯以及平補足三陰固精諸法所宜也然仲景以後英昊輩出豈無蘭楊幽隱之人而先生以上又豈無高明好學之輩然歎舍仲景先生之法而能治虛勞者不少概見即如東垣丹溪輩素稱前代名醫其於損不肯後者每以參芪為主首用及數斤者其意謂有形精血難復急培無形之氣為要旨亦即仲景建中諸湯而擴充者也又厥後張景岳以命門陰分不足是為陰中之陰虛以左歸飲左歸丸為主命門陽分不足者為陰中之陽虛以右歸飲右歸丸為主亦不外先生所用三才固本天真大造等湯以及平補足三陰固精諸法而又別無所見也故後人稱仲景先生善治虛勞

者得其旨矣

久虛不復謂之損損之極不復謂之勞此虛勞損三者相繼而成也參其致病之由原非一種所現之候難以縷析大凡因煩勞傷氣者先生用治上治中所以有甘涼補肺胃之清津柔劑養心脾之營液或甘溫氣味建立中宮不使二氣日偏營衛得循行之義又因縱慾傷精者當治下而兼治八脈又須知填補精血精氣之分益火滋陰之異或靜攝任陰溫理奇陽之妙處若因他症失調蔓延而致者當認明原委隨其機勢而調之揣先生之用意以分其體質之陰陽為要領上中下見症為着想傳變至先後天為生死斷訣若逐節推求一一有根荄可考非泛泛然而湊用幾味補藥漫言為治也

咳嗽

咳為氣逆嗽為有痰內傷外感之因甚多總不離乎肺臟為患也若因於風者辛平解之因於寒者辛溫散之因於暑者為熏蒸之氣清肅必傷當與微辛微涼苦降淡滲俾上焦蒙昧之邪下移出腑而後已若因於濕者有茵風茵苡茵且之不同大抵以理肺治胃為主若因秋燥則嘉言喻氏之議最精若因於火者即溫熱之邪亦以甘寒為主但溫熱猶有用苦辛之法非比秋燥而絕不用之也至於內因為病不可不逐一分之有剛亢之威木叩而金鳴者當清金制木佐以柔肝入絡若土虛而不生金真氣無所資拱者有甘涼甘溫二法合乎陰土陽土以配剛柔為用也又因水虛而痰泛元海竭而諸氣上沖者則有金水雙收陰陽並補之治

或大劑滋填鎮攝葆固先天一炁元精至於飲邪竊發亦能致嗽另有專門並參

可也以上諸法皆先生臨證權衡之法非具慧心手眼能如是乎

吐血

失血一症名目不一茲就上行而吐者言之三因之來路宜詳也若夫外因起見陽邪為多蓋犯是症者陰分先虧易受天之風熱燥火也至陰邪為患不過廿中之一二耳其治法總以手三陰為要領究其病在心營肺衛如何若夫內因起見不出乎嗔怒鬱勃之激傷肝臟勞形苦志而耗損心脾及恣情縱慾以賊腎臟之真陰真陽也又當以足三陰為要領再審其乘侮制化如何若夫不內不外因者為飲食之偏好努力及墜墮之傷治分臟腑經絡之異要知外因而起者必有感候為先裡因而起者必有內症可據此三因根蒂用藥切勿混亂大凡理肺衛者用甘涼肅降如沙參麥冬桑叶花粉玉竹川斛

等類治心營者以輕清滋養如生地元參丹參連翹竹葉骨皮等類以此兩法爲主隨其時令而加減若風温津涸加以甘寒如芦根蔗汁薄荷羚羊之品若濕淫火壯參入苦寒如山栀黄芩杏仁石膏之品若暑逼氣分佐滑石鮮荷之開解在營與銀花犀角之清芳秋令選純甘以清燥冬時益清補以助藏凡此爲外因之大略所云陰邪爲患者難以並言也舊有麻黄人參芍藥湯先生有桂枝加減法至於内因傷損其法更繁若嗔怒而動及肝陽血隨血逆者用繆氏氣爲血帥法如蘇子鬱金桑葉丹皮降香川貝之類也若鬱勃日久而傷及肝陰木火内燃陽絡者用柔肝育陰法如阿膠鷄子黄生地麦冬白芍甘草之類也若煩勞不息而偏損心脾氣不攝血者用甘温培固法如保元湯歸脾

湯之類也若縱慾而竭其腎真或陽亢陰騰或陰傷陽越者有從陰從陽法如青鉛六味肉桂七味並加童便之類也若精竭海空氣泛血湧者先生用急固真元大補精血法如人參枸杞五味熟地河車紫石英之類也凡此為內因之大畧至於不內不外內亦非一種如煤中所謂烟辛泄肺酒辛戕胃之類皆能助火動血有治上治中之法如葦莖湯甘露飲茅根藕汁等劑在人認定而用之可也墜墮之傷由血瘀而泛大抵先宜導下後宜通補若努力為患屬勞傷之根陽動則絡傷血溢法當虛損有同滋陰補氣最忌凝濇如當歸建中湯旋覆花湯虎潛丸金剛（金剛丸中：杜仲、蓯蓉、萆薢、菟絲）四斤丸（四斤丸：木瓜、天麻、牛膝、蓯蓉、附子、虎骨[illegible]）取其有循經入絡之能也凡此為不內外因之大畧俱血之主司者如心肝肺三臟血之所生化者莫如陽明胃腑可見胃為血症之要道。若胃有不和，當先治胃也。仁齋直指云：一切血症經久不愈，每每以胃藥收功。想大黃黃連瀉心湯、犀角地黃湯、理中湯、異功散，雖補瀉寒熱不同，確不離此旨。所以先生發明治胃方法，獨多有藉味調養胃陰者，如金匱麥冬湯及沙參、扁豆、茯神、石斛之類；有甘溫建立中陽者，如人參建中湯及四君子加減之類；有滋陰而不礙胃，甘守津還者，如復脈湯加減之類。其餘如補土生金法、鎮肝益胃法、補脾疏胃法、益神理胃法、腎胃相關法，無分症之前後，一遇胃不加餐、不饑難運諸候，每從此義見長，源源生化不息，何患乎病之不易醫也。

久嗽失音必由藥誤以麥冬五味此失音之[illegible]也服之久之不失音者若全失即使其人分必虛而喪必焉半年之後亡有不死者凡寒痰火俱不失音者即不治亦愈但更加以麥冬五味則弄假成真矣此君當切誌之也

失音

夫宮商角徵羽歌哭呼笑呻此五臟所屬之音聲也原其發聲之本在于腎其標則在于肺病有虛實由咳嗽而起者居多或肺有燥火外感寒邪大氣觸遏而瘖者有肺金燥甚木火上炎咽乾喉痹而瘖者有風痰涎壅遏肺竅而瘖者有嗔怒叫號致傷會厭者亦有統相之火上炎凌爍肺金久咳不已而瘖者有內奪而厥則為瘖俳此腎虛也是即暴中之不能言者也先生有金空則鳴金實則無聲此三言足以該之矣有邪者是肺家實也無邪者是久咳損肺破碎無聲也其治法有寒者散寒有火者清火有風痰則祛風豁痰若統相上炎爍肺者宜金水同治若暴中之瘖全屬少陰之虛宜峻補肝腎或稍兼痰火而治之其用藥

總宜甘潤而不宜苦燥斯得之矣

肺痿

肺痿一症概屬津枯液燥多由汗下傷正所致夫痿者萎也如草木之萎而不榮爲津亡而氣竭也然致痿之因非止一端金匱云或從汗出或從嘔吐或從消渴小便利數或從便難又被快藥下之重亡津液故令肺熱熱咳痿也肺熱咳痿則清肅之令不行水精四布失度脾氣雖散津液上歸于肺而肺不但不能自滌其咳亦不能內洒陳於六腑外輸精於皮毛也其津液留貯胸中得熱煎熬變爲涎沫使肺作咳啞之不已故咳者自咳啞者自啞愈啞愈咳咳痿病成矣金匱治法貴得其精意大意生胃津潤肺燥補真氣以通肺之小管清火熱以復肺之清肅故外臺用炙甘草湯在於益肺氣之虛潤肺金之燥千金用甘草湯及生姜甘草湯用參甘以生

津化於姜棗以宣上焦之氣使胸中之陽不滯而陰火自熄也及九先生之治肺痿每用甘緩理氣虛或宗仲景甘藥理胃虛則補母之義可謂得仲景心法矣

、遺精

遺精一症前人各有明辨其義各載本門茲不復贅大抵此症變幻雖多不越乎有夢無夢濕熱三者之範圍而已古人以有夢為心病無夢為腎病濕熱為小腸膀胱病夫精之藏制雖在腎而精之主宰則在心其精血下注濕熱混擾而遺滑者責在小腸膀胱故先生於遺精一症亦不外乎寧心益腎填精固攝清熱利濕諸法如腎精虧乏相火易動陰虛陽冒而為遺精者用厚味填精參神志怔忡不寐驚悸虛損等介類潛陽養陰固濇諸法如無夢遺精腎關不固精竅滑脱而成者用桑螵蛸散填陰固攝及滑濇互施方法如有夢而遺煩勞過度及脾胃受傷心腎不交上下交損而成者用妙香散參朮膏補心丹等方心脾腎兼治之法如

二至百補丸（鹿角　黃柏　杞子　熟地　兔絲　金櫻　天冬　麥冬　牛膝　楮實　龍眼　已上各為膠　后用鹿角膠　人參　黃芪　芡實　茯苓　山藥　知母　熟地　黃柏　五味　十味為末　用膠杵為丸）

陰虛不攝，濕熱下注而遺滑者，用黃柏、萆薢、黃連、苓、澤等苦泄厥陰鬱熱，兼通腑氣為主。如下虛上實，火風震動，脾腎液枯而為遺滑者，用二至百補丸及通攝下焦之法。如雷龍交熾，陰精走泄而成者，用三才（天冬　熟地　參）封髓丹（黃柏　砂仁　炙草）、滋腎丸（知　柏　桂）、大補陰丸（知柏　熟地　龜板　猪脊髓），峻補真陰，承制相火，以瀉陰中伏熱為主。又有房勞過度，精竭陽虛，寐則陽陷而精道不禁，隨觸隨泄，不夢而遺者，當用（妙香　菟絲　韭子　五味　桑螵　石龍　茯苓）精丸，升固八脈之氣。又有膏粱酒肉、飲醇厚味之人，久之脾胃釀成濕熱，留伏陰中而為夢泄者，當用劉松石猪肚丸（白朮　苦參　牡蠣　猪肚一具），清脾胃蘊蓄之濕熱。立法亦為大備，然臨症之生心化裁，存乎其人耳。

淋濁

治淋之法有因閉塞之虛當分別有瘀血積塞住溺管者宜先通其瘀精而虛滑者宜峻補不但症凡各別并外治之法亦復多端宜博識而詳考之集中并未見及也

淋有五淋之名濁有精濁便濁之別數者當察氣分與血分精道及水道確從何來大凡秘結宜通滑脱當補若因心陽亢而下注者利其火腑濕熱甚而不宣者徹其泉源氣陷用升陽之法血瘀進化結之方此數端人所易曉也獨不知厥陰内患其症最急少腹遶前陰刺小水點滴難通環陰之脈絡皆痹氣化機關已息先生引朱南陽方法兼參李瀕湖意用滑利通陽辛鹹泄急佐以循經入絡之品豈非發前人之未發耶若夫便濁之恙只在氣虛與濕熱推求實者宜通水道虛者調養中州若虛實兩兼又有益臟通腑之法精濁者蓋因損傷肝腎而致有精瘀精滑之分精瘀當先理其離宮腐濁繼與補腎之治精

滑者用固補斂損，倘又不應，當從真氣調之。景岳論理甚無形以固有形也。然此症但知治肝治腎，而不知有治八脈之妙。先生引孫真人九法，升奇陽，固於絡，使督任有權，漏卮自已。可見平日若不多讀古書，而臨症焉知此理。若不經先生講明，予今日亦不知此方妙處。又尿血一症，虛者居多，若有火亦已作癃，當與血淋同治。倘淋之不愈，則焉究乎虛。上則主於心脾，下則從乎肝腎，久則亦主乎八脈，大約與前症相同，要在認定陰陽耳。

陽痿之症其症多端更僕難盡非面論[illegible]不明究當另[illegible]

陽痿

男子以八為數年逾六旬而陽事痿者理所當然也若過此猶能生育者此先天禀厚陽常有餘也若夫少壯及中年患此則有色慾傷及肝腎而致者先生立法非峻補真元不可蓋因陽氣既傷真陰必損若純乎剛濇之補必有偏勝之害每兼血肉温潤之品緩調之亦有恐懼而得者蓋恐則傷腎恐則氣不治宜固腎稍佐升陽有因思慮煩勞而成者則心脾腎兼治有鬱損生陽者必從胆治蓋經云凡十一臟皆取決於胆又云少陽為樞若得胆氣展舒何鬱之有更有濕熱為患者宗筋必弛縱而不堅舉治用苦味堅陰淡滲去濕濕去熱清而病退矣又有陽明虛則宗筋縱蓋胃為水穀

之海納食不旺精氣必虛況男子外腎其名爲勢若穀氣不充欲求其勢
之雄壯堅舉不亦難乎治惟有通補陽明而已

汗出總由於心火不盡屬虛者有屬實者多今諸方皆用補陽治法乃一偏之見皆由不知汗出之液在何經也悮人多矣〇云陽之汗乃陽氣上越下焦空虛此乃危急之症作參附不能回陽與自盜等大不相同醫者茫然不知并為一病貽誤無窮可笑

汗

經云陽之汗以天地之雨名之又云陽加於陰謂之汗由是推之是陽盛加於陰津散於外而為汗也夫心為主陽之臟凡五臟六腑表裡之陽皆心主之以行其變化故隨其陽氣所在之處而氣化為津亦隨其火擾所在之處而津泄為汗然有自汗盜汗之別焉夫汗本乎陰乃人身之津液所化也經云汗者心之液又云腎主五液故凡汗症未有不由心腎虛而得之者心之陽虛不能衛外而為固則外傷而自汗不分寤寐不因勞動不因發散溱溱然自出由陰蒸於陽分也腎之陰虛不能內營而退藏則內傷而盜汗盜汗者即內經所云寢汗也睡熟則出醒則漸收由陽蒸於陰分也故陽虛自汗治宜補氣以衛外陰虛盜汗治當補陰

以營內如氣虛表弱自汗不止者仲景有黄芪建中湯先哲有玉屏風散如陰虛有火盜汗發熱者先哲有當歸六黄湯柏子仁丸如勞傷心神氣熱汗泄者先生用生脈四君子湯如營衛虛而汗出者宗仲景黄芪建中湯及辛甘化風法如衛陽虛而汗出者用玉屏風散芪附湯真武湯及甘麦大棗鎮陽理陰方法按症施治一絲不亂讀之以悟也夫復何疑愧

脱

脱即死也諸病之死皆謂之脱蓋人病則陰陽偏勝偏勝至極即死矣人之生也負陰抱陽又曰陰在内陽之守也陽在外陰之使也是故陰中有陽陽中有陰其陰陽樞紐自有生以至老死頃刻不離離則死矣故古聖先哲創著醫籍百病千方無非爲補偏救弊和協陰陽使人得盡其天年而已夫脱有陰脱陽脱之殊内經論之最詳難經又言脱陽者見鬼脱陰者目盲此不過言其脱時之情狀也明理者須預爲挽救則可若至見鬼目盲而治之已無及矣今凡先生之治法固陽之中必佐陰藥補陰之内必兼顧陽氣務使陽潛陰固庶不致有偏勝之患至於所脱之症不一如中風脱暈嘔吐喘欬汗多亡陽之類是陽脱

也泄痢崩漏胎產下多亡陰之類，是陰脫也；痲脹乳霍亂痧脹痙厥膈腑竅塞之類，是內閉外脫也。陽脫於上，陰脫於下，即人死而魂升魄降之謂也。揆之陰陽樞紐不脫，病雖重不死，然則陰陽樞紐何在？其在於命門歟。

脾胃

脾胃之論莫詳於東垣其所著補中益氣調中益氣升陽益胃等湯誠補前人之未備察其立方之意因以內傷勞倦爲主又因脾乃太陰濕土且世人胃陽衰者居多故用參芪以補中二术以溫燥升柴升下陷之清陽陳皮木香理中宮之氣滯脾胃合治若用之得宜誠效如桴鼓蓋東垣之法不過詳於治脾而略於治胃耳乃後人宗其意者凡著書立說竟將脾胃總論即以治脾之藥籠統治胃舉世皆然今觀葉氏之書始知脾胃當分析而論蓋胃屬戊土脾屬己土戊陽己陰陰陽之性有別也臟宜藏腑宜通臟腑之體用各殊也若脾陽不足胃有寒濕一臟一腑皆宜於溫燥升運者自當恪遵東垣之法若脾陽不虧

名言至論深得內經之旨此老必有傳授其學不深未足與此深造也

胃有燥火則當遵葉氏養胃陰之法凡其立論云納食主胃運化主脾脾宜升則健胃宜降則和又云太陰濕土得陽始運陽明陽土得陰自安以脾喜剛燥胃喜柔潤也仲景急下存津其治在胃東垣大升陽氣其治在脾此種議論實超出千古故凡遇稟質木火之體患燥熱之症或病後熱傷肺胃津液以致虛痞不食舌絳咽乾煩渴不寐肌燥熇熱便不通爽此九竅不和都屬胃病也豈可以芪朮升柴治之乎故先生必用降胃之法所謂胃宜降則和者非用辛開苦降亦非苦寒下奪以損胃氣不過甘平或甘涼濡潤以養胃陰則津液來復使之通降而已矣此義即宗內經所謂六腑者傳化物而不藏以通為用之理也今案中所分胃陰虛胃陽虛脾胃陽虛中虛饑傷食傷其種種治法最易明悉余不參贅

揔之脾胃之病虛實寒熱宜燥宜潤固當詳辨其於升降二字尤爲緊要蓋脾氣下陷固病即使不陷而但不健運已病矣胃氣上逆固病即不上逆但不通降亦病矣故脾胃之治法與各門相兼者甚多如嘔吐腫脹泄瀉便閉不食胃痛腹痛木乘土諸門尤宜並參互相討論以明其理可也

木乘土

肝為風木之臟又為將軍之官其性急而動故肝臟之病較之他臟為多而於婦女尤甚肝病必犯土是侮其所勝也本臟現症仲景云厥陰之為病消渴氣上撞心心中疼熱饑而不欲食食則吐蚘下之利不止又內經所載肝病難以盡述大凡其脈必弦脇或脹或疼偏寒偏熱先厥後熱若一犯胃則惡心乾嘔脘痞不食吐酸水涎沫克脾則腹脹便或溏或不爽肢冷肌麻案中治法有陰陽虛實之殊治略舉而敘述之若肝陰胃陰未虧肝陽亢逆犯胃先生立法用藥則遠柔用剛泄肝如吳萸椒桂通胃如半夏姜汁姜附加益智枳朴等則兼運脾陽中虛必用人參故大半夏湯附子粳米湯進退黃連湯瀉心法治中法溫膽湯等是

也若肝陰胃汁已虛木火熾盛風陽擾胃用藥忌剛用柔養肝則阿膠生地白芍麻仁木瓜養胃則人參麦冬知母粳米秫米等是也至於平治之法則剛柔寒熱並用烏梅丸安胃丸逍遥散若四君六君異功戊己則必加泄肝之品用桑叶丹皮者先生云桑叶輕清清泄少陽之氣丹皮苦辛清泄肝胆之血也用金鈴子散者川楝苦寒直泄肝陽延胡專理氣滞血滞之痛此皆案中之綱領也余另分此一门者因嘔吐不食脇脹脘痞等恙恐医者但認為脾胃之病不知实由肝邪所致故特為揭出以醒俗人之目耳且世人但知風劳臌膈為四大重症不知土敗木賊賊肝氣日横脾胃日敗延至不救者多矣可不究心於此哉

腫脹

腫脹證大約腫本乎水脹由乎氣腫分陽水陰水其有因風因濕因氣因熱外來者為有餘即為陽水因於大病後因脾肺虛弱不能通調水道因心火剋金肺不能生腎水以致小便不利因腎經陰虧虛火爍肺金而溺少誤用行氣分利之劑澀為喘急痰盛小水短赤釀成腫證內發者為不足即為陰水若脹病之因更多所脹之位各異或因濕因鬱因寒因熱因氣因血因瘀因積因蟲皆可為脹或在臟在腑在脈絡在皮膚在身之上下表裡皆能作脹更或始因於寒久鬱為熱或始為熱中末傳寒中且也脹不必兼腫而腫則必兼脹亦有腫脹同時並至者其病形変幻不一其病机之參伍錯綜更難敘述故案中諸症有

脹滿之為病即使正虛終屬邪實古人慎用補法又脹必有濕之則有五內經所以指為其症今多用溫補之劑內雖有通利之品而性不勝主脫誤必多細閱諸案凡愈者少而不治者多矣

脹滿必有形之物宜緩之攻之

湿在下者用分利，有湿在上中下者用分消，有湿而著裡者用五苓散通達膀胱，有湿鬱熱並者用半夏瀉心法苦辛通降，有湿熱鬱（氣）積者用雞金散加（雞內金、[illegible]、竹茹、陳橘皮）減消利並行，有氣血鬱積，夫湿熱之邪久留而不散者，用小温中丸清利相火（小温中丸：[illegible]針砂[illegible]）健運中州，有湿熱與水寒之氣交横，氣喘溺少，通身腫脹於用禹餘糧丸崇土（禹餘糧丸，又名大針砂丸：[illegible]蛇含石[illegible]）制水，煖下泄濁，有寒湿在于氣分則用姜附，有寒湿入於血分則用桂附，有湿上甚為熱，則用麻杏膏苡等味清肅上焦之氣，有湿下著為痺，則用加味活絡丹（川烏、草烏、地龍[illegible]）劑，宜通下焦之鬱，有藉于薤白、瓜蔞者，滑潤氣机之痺結於腹脇也，有藉于製黃、蟅蟲者，搜逐血絡之凝滯於經隧也，有藉于玉壺、控涎、神保、神芎者，視其或輕或重之痰飲水積而驅之也，此皆未損夫臓氣而第在腑之上下膜之表裡者也若有胃陽虛者參苓必進脾陽衰者朮附必投更有傷及手腎者則又需加減八味濟生等丸矣其他如春陽明之大半夏湯疏厥陰之逍遙散蓋由證之牽連而及是又案中法外之法也已

積聚之症各殊治法亦迥別案中皆治之之方治積聚之要法及百分之一學者宜細究之

積聚

自难经分出積者陰氣也五臟所生聚者陽氣也六府所成後巢氏病源另立癥瘕之名以不動者為癥動者為瘕究之亦即内经难经積聚之意也前已有云積聚者就其盲膜（盲膜亦膈也）結聚之處以經脈所過之部分屬臟者為陰之主靜之則堅而不移屬腑者為陽之主動之則移而不定故是案中又渻而胳出云著而不移曰是為陰邪聚絡大旨以辛溫入血絡治之蓋陰主靜不移即主靜之根所以為陰也可容。不移之陰邪者自必乞陽動之氣以旋運之而必有陰靜之血以倚伏之所必藉。陰用陽之品方已入陰出陽以施其辛散溫通之力也又云初為氣結在經久則血傷入絡輒仗蠕動之物鬆透病根是又先生化裁之妙於古人書引伸觸類而得若夫蒼肶之去丑滯芥晗之歜凝痰不過為先生用古要也案中積症第見伏梁不已尽備然宋時諸吳於五積九積治法載在古籍者頗多大畧消補並施并以所惡者攻所喜者誘耳業醫者自當知之稔也

痞

痞有二義痞結成形之痞是病也痞滿是症痞結之痞即積聚之類另立一門亦可但痞滿之痞不拘何病皆有此症此論為是此非此老之技乃繕之誤之故不明也

案中六淫外侵用仲景瀉心湯脾胃內傷服仲景苓姜桂甘湯法即遵古已矣治痞之以苦辛泄辛甘為散二法其於邪傷津液者用辛苦開泄而必資酸味以助之於上焦不舒者既有枳桔杏蔞開降而又用梔豉除其化腐陳暢清陽之氣是又從有形至無形論內化出妙用若所用保和化食白金驅疫金附援中參苓養胃生脈斂液總在臨症視其陰陽虛實靈機應變耳

○噎膈反胃

經云三陽結謂之膈又云一陽發病其傳為膈仲景云朝食暮吐暮食朝吐宿穀不化名曰反胃丹溪謂噎膈反胃名雖不同病出一體多因氣血兩虛而成然歷究噎膈反胃之因實有不同大抵飲食之際氣忽（怒）阻塞飲食原可下咽如有物梗塞之狀者名曰噎心下格拒飢不能食或食到喉間不能下咽者名曰膈食下良久復出或膈宿吐出者名曰反胃夫噎膈一症多因喜怒悲憂恐五志過極或縱情嗜欲或恣意酒食以致陽氣內結陰血內枯而成治宜調養心脾以舒結氣填精益血以致（滋）枯燥夫反胃乃胃中無陽不能容受命物命門火衰不能薰蒸脾土以致飲食入胃不能運化而為朝食暮吐暮食朝吐治宜益火之源以消陰翳

補土通陽以溫脾胃故先生於噎膈反胃各爲立法以治之其陽結於上陰虧於下而爲噎膈者用通陽開痞通補胃腑以及進退黃連附子瀉心諸法上熱下寒爲治其肝陰胃汁枯槁及煩勞陽亢肺胃津液枯而成噎膈者用酸甘濟陰及潤燥清燥爲主其。液虧氣滯及陽衰血瘀而成噎膈者用理氣逐瘀兼通血絡爲主其。胃陽虛而爲噎膈反胃及憂鬱痰阻而成者用通補胃腑辛熱開濁以及苦降辛通佐以利痰清膈爲主其。肝鬱氣逆而爲噎膈者兩通厥陰陽明爲治其酒。熱鬱傷肺胃氣不降而爲噎膈者用輕劑清降及苦辛寒開肺爲主而先生於噎膈反胃治胃可謂無遺蘊矣然景岳云治噎膈大法當以脾腎爲主其理甚通當宗之又有飲膈痰膈及憂氣恚食寒之膈其主治各載本門茲不復贅

是條膈症百無一生不必言治若反胃則古人自有主方不得泛用通治之品此老尚未明也

是証每因血枯氣衰致此凡香燥消濇之藥久在禁例案中雖有一二倣用辛甘而亦諦當其為陽微濁踞者其餘或苦辛泄滯而兼潤養或酸甘化液而直滋清或開闢於氣分而推揚穀氣或勞傷於血分而宣通瘀濁總以調化機關和潤血脈為主陽氣結于上陰液衰於下二語實為確切論也

案中多用人參其意以為不食胃虛若不用參以補其胃氣不知噎膈之症必有瘀血頑痰逆氣阻膈胃氣其已成者百無一生其未成者用消瘀去痰降氣之藥或可望其通利若用人參畢致一時補住而病益深永無愈期矣

噫嗳

内經止有噫字而無噯字故經云五氣所病心為噫又云寒氣客於胃厥逆從下上散復出於胃故為噫大噫嗳一症或傷寒病後及大病後多有此症蓋因汗吐下後大邪雖解胃氣弱而不和三焦因以失職故清無所歸而不升濁無所納而不降是以邪氣留連噯氣發作飽悶胸膈不爽而為心下痞鞕噫氣不除乃胃陽虛而為陰所格阻陽足則充周流動不足則膠固格阻矣仲景立旋覆代赭湯用人參甘草養正補虛姜棗以和脾養胃所以安定中州者至矣更以旋覆花之力旋轉於上使陰中格阻之陽升而上達又用代赭石之重鎮墜於下使戀陽留滯之陰降而下達然後參甘大棗可施其補虛之功而生姜半夏可奏其開痞

之致而前矣治噫嗳一症亦出仲景右矣故先生於胃虚客氣上逆及胃陽虚脾胃不和肺氣不降而為噫嗳者每宗仲景法加減出入或加杏仁桔梗以開肺智仁朴术以散滿甘草白芍以和胃靡不應手取愈可謂得仲景心法矣

嘔吐

嘔吐症內經與金匱論之詳矣乃後人但以胃火胃寒痰食氣滯立論不思胃司納食主乎通降其所以不降而上逆嘔吐者皆由於肝氣衝逆阻胃之降而然也故靈樞經脈篇云足厥陰肝所生病者胸滿嘔逆況五行之生克木動則必犯土胃病治肝不過隔一之治此理淺近易明人乃不之察而好奇之輩反謂隔二隔三之治豈不見笑於大方也哉試觀安胃丸（安胃丸即烏梅丸加小柴胡去參薑）理中安蛔丸（即理中去甘草加參椒梅）所用椒梅及胃寒客氣上逆之旋覆代赭此皆胃藥乎抑肝藥乎於此可省悟矣今觀先生之治法以泄肝安胃爲綱領用藥以苦辛爲主以酸佐之如肝犯胃而胃陽不衰有火者泄肝則用芩連楝之苦寒如胃陽衰者稍減苦寒用苦辛酸熱此其

所錄諸方屬蓄飲者只五屬反胃者二三反胃自有主治之法蓄飲亦有成方而用藥全不分別惟以治肝胃之藥參錯成方又用人參及姜附者又皆為反胃蓄飲於反胃嘔吐一症此老全未夢見也思諸病亦大不辛多

大旨也若肝陰胃汁皆虛肝風擾胃嘔吐者則以柔劑滋液養胃熄風鎮逆若胃陽虛濁陰上逆者用辛熱通之微佐苦降若但中陽虛而肝木不甚亢者專理胃陽或稍佐椒梅若因嘔傷寒鬱化熱劫灼胃津則用溫胆湯加減若久嘔延及肝腎皆虛衝氣上逆者用溫通柔潤之補下焦主治若熱邪內結則用瀉心法若肝火衝逆傷肺則用養金制木滋水制火之治胃之法全在溫通虛則必用人參藥味皆屬和平至於治肝之法藥味錯雜或寒熱互用或苦辛酸鹹並投蓋因厥陰有相火內寄治法不得不然耳但見仲景烏梅丸法概可知矣案輯六十有餘大半皆由肝邪為患非先生之卓識安能暢發此理乎哉

所列諸案大半皆脘痛症兼肝蚘病且治吐蛔之方亦推烏梅丸一方加減甚桂[illegible][illegible]瀉心症亦宜法其用人參某去之烏梅丸之甚而多不對症此甚多之症未深講也

吐蚘

吐蛔本屬肝胃症因厥陰之邪上逆蛔不已安故隨上而出也今所輯方案皆因客邪病而致吐蛔者雖有瀉心湯桂枝黄連湯安胃丸等然皆不離乎仲景之烏梅丸法以苦辛酸寒並用爲治當與嘔吐門同參至於幼科有吐蛔渴蛔及諸蟲之病治標則有殺蟲之方治本則有温補脾胃或佐清熱前人各有成法不必重贅

不食

有胃氣則生無胃氣則死此百病之大綱也故諸病若能食者勢雖重而尚可
挽救不能食者勢雖輕而必致延劇此理亦人所易曉也然有當禁食與不當禁
食之兩途如傷寒之邪傳入陽明之腑胃有燥熱昏譫者有乾霍亂之上下不通
或正值吐瀉之際或瘧痢未達於表或瘟疫之邪客於募原或瘧邪交戰之時
或初感六淫之邪發熱脘悶邪氣充塞瀰漫嘔惡痞脹不飢或傷食惡食等症
此雖禁其穀食可也其餘一切諸症不食者當責之胃陽虛胃陰虛或濕熱阻
氣或命門火衰其他散見諸門者甚多要知此症淡飲淡粥人皆惡之或辛或鹹
人所喜也或其人素好之物亦可酌而投之以醒胃氣惟酸膩甜濁不可進至于

案中治法一覽可盡亦不重贅

腸痺

腸痺本與便閉同類，今另分一門者，欲人知腑病治臟，下病治上之法也。蓋腸痺之便閉，較之燥屎堅結欲便不通者稍緩，故先生但開降上焦肺氣，上竅開泄，下竅自通矣。若燥屎堅閉，則有三承氣、潤腸丸、通幽湯及溫脾湯之類主之。然余謂便閉之症，傷寒門中有急下之條無幾，餘皆感六淫之邪，病後而成者為多。斯時胃氣未復，元氣已虛，若還用下藥，於理難進，莫若外治之法為穩。用蜜煎導法，設不通爽，虛者間二三日再導。余見有漸導漸去燥屎五六枚或七八枚，直至二旬以外，第七次導去六十餘枚而愈者，此所謂下不嫌遲也。學者不可忽諸。

便闭

按便闭症当与肠痹淋濁门并参其大便不通有血液枯燥者则用养血润燥若血燥风生则用辛甘熄风或咸苦入阴故三才五仁通幽丹虎潜丸等法所必用者也若血液燥则气亦滞致气血结痹又当于养阴润燥中加行气活血之品（[illegible]）若火腑秘结宜苦滑重镇者用更衣丸以通之若老人阳衰风闭用半硫丸温润以通之腑阳不行则用玉壶丹阳窒阴凝清濁混淆痞胀用来复丹若郁热阻气则用苦寒泄热（[illegible]）辛以开郁或用三焦通法若湿热伤气阻遏经腑则理肺气（[illegible]）以开降之此治大便之闭也小便闭者若小肠火结则用导赤湿壅三焦则用河间（[illegible]）分消膀胱气化失司则用五苓若湿郁热伏致小肠痹郁用小温中丸清热燥湿

若腎與膀胱陰分蓄熱致燥，無陰則陽無以化，故用滋腎丸通下焦至陰之熱閉。以上諸法，前人雖皆論及，然經案中逐一分晰，發明不盡，茲耳提面命，使人得有所遵循矣。至若膏粱麴蘖，釀成濕火，漬筋爍骨，用大苦大寒堅陰燥濕，仍用滲濕引導。又厥陰熱閉為癃，少腹脹滿，用穢濁氣味之品直泄厥陰之閉（葉案中兩頭尖、川楝子、韭白、小茴、桂、紅花之類者），此皆發前人未發之秘，學者尤當究心焉。大凡小便閉而大便通調者，或係膀胱熱結，或水源不清，濕症居多。若大便閉而小便通調者，或二腸氣滯，或津液不流，燥症居多。若二便俱閉，當先通大便，小溲自利，此其大略也。至若胃腑邪熱，化燥便堅，太陽熱邪傳入膀胱之腑，癃秘，又當于仲景傷寒門下法中承氣、五苓等方酌而用之可也。

大便燥結，本有承氣、更衣等下之，外用豬膽、蜜煎導之，可謂無遺蘊矣。然竟有效有不效者蓋因燥糞未嘗不至肛門奈肛門如錢大燥糞如拳大縱使竭力努掙而終不肯出下既不得出則上不能食而告危矣余友教人先以濃汁或蜜煎導之俟糞既至肛門令病者親手以中指染油探入肛門內將燥糞漸漸挖碎而出中指須要有指甲者爲妙竟有大便一次燥糞挖作百餘塊而出者據云此法輾轉授人已救四五十人矣若患此證者切勿嫌穢而棄之

肺痺

肺為呼吸之橐籥位居最高受臟腑上朝之清氣稟清肅之體性主乎降又為嬌臟不耐邪侵凡六淫之氣一有所著即能致病其性惡寒惡熱惡燥惡濕最畏火風邪著則失其清肅降令遂痺塞不通爽矣今先生立法因於風者則用薄荷桑葉牛蒡之屬兼寒則用麻黃杏仁之類若溫熱之邪壅遏而痺者則有羚羊射干連翹山梔兜鈴竹葉沙參象貝因濕則用通草滑石桑皮苡仁威喜丸因燥則梨皮芦根枇杷葉紫菀開氣則蔞皮香豉蘇子桔梗蔻仁其葶藶大棗湯一切藥品總皆主乎輕浮不用重濁氣味是所謂微辛以開之微苦以降之適有合乎輕清嬌臟之治也肺主百脈為病最多就其相合之臟腑而言肺與

大腸為表裡又與膀胱通氣化故二便之通閉肺實有關係也其他如肺痿肺癰
哮喘咳嗽失音各自分門亦不重贅

胸痹

胸痹與胸痞不同胸痞有暴寒鬱結於胸者有火鬱於中者有寒熱互鬱者有氣實填胸而痞者有氣衰而成虛痞者亦有肺胃津液枯澀因燥而痞者亦有上焦濕濁彌漫而痞者若夫胸痹則但因胸中陽虛不運久而成痹內經未曾詳言惟金匱立方俱用辛滑溫通所云寸口脉沉而遲陽微陰弦是知但有寒證而無熱證矣先生宗之加減而治亦惟流行運上焦清陽為主莫與胸痞結胸噎膈痰食等證混治斯得之矣

哮

哮與喘微有不同其症之輕重緩急亦微各有異蓋哮症多有兼喘而喘有不兼哮者要知喘症之因若由外邪壅遏而致者邪散則喘亦止後不復發此喘病之實者也若因根本有虧腎虛氣逆濁陰上衝而喘者此不過一二日之間勢必危篤用藥亦難奏功此喘症之屬虛者也若夫哮症亦由初感外邪失於表散邪伏於裡留於肺俞故頻發頻止淹纏歲月更有痰哮鹹哮醋哮過食生冷及幼稚諸症案雖未備閱先生之治法大概以溫通肺臟下攝腎真爲主久發中虛又必補益中氣其辛散苦寒豁痰破氣之劑在所不用此可謂治病必求其本者矣此症若得明理鍼灸之醫按穴灸治尤易除根噫然則難遇其人耳

喘

喘症之因，在肺為實，在腎為虛。先生揭此二語為提綱，其分別有四：大凡實而寒者，必挾凝痰宿飲，上干阻氣，如小青龍、桂枝加朴杏之屬也；實而熱者，不外乎蘊伏之邪，蒸痰化火，有麻杏甘膏、千金葦莖之治也；虛者，有精傷氣脫之分，填精以濃厚之劑，必兼鎮攝，腎氣加沉香，都氣入青鉛，從陰從陽之異也；氣脫則根浮，吸傷元海，危亡可立而待，思草木之無情，剛柔所難濟，則又有人參、河車、五味、石英之屬，急續元真，挽回頃刻，補天之治，古所未及。更有中氣虛餒，土不生金，則用人參建中。案集三十法，凡十九，其層次輕重之間，絲絲入扣，學者宜深玩而得焉。

此篇治下之法已備，治上之法尚多未盡，學者不可不講也。

呃

呃逆之症，古無是名，其在内經本謂之噦，因其呃呃連聲，故今人以呃逆名之。凡内經治噦呃之法，以艸刺鼻，嚏嚏而已，無息而疾迎引之，立已，大驚之亦可已。然歷考呃逆之症，其因不一，有胃中虚冷，陰凝陽滯而為呃者，當用仲景橘皮湯、生薑半夏湯；有胃虚之陽上逆，病深而噦者，宜用仲景橘皮竹茹湯；有中焦脾胃虚寒，氣逆為呃者，宜理中湯加丁香，或温胃飲加丁香；有下焦虚寒，陽氣竭而為呃者，正以元陽無力，易為抑遏，不能暢達而然，宜用景岳歸氣飲，或理陰煎加丁香；若有食滯而呃者，宜加減二陳加山查、烏藥之屬，或大和中飲加乾姜、木香。凡此諸法，不過畧舉其端，其中有宜有不宜，各宜隨症施治，不可以此為不易之法。故先生謂肺氣鬱痹及陽虚濁陰上逆亦上為呃，而以用上焦之痺。及理陽馳陰從中調治為法，可謂補前人之不足。丹溪謂呃逆屬於肝腎之陰虛者，其氣必從臍下直衝上出於口，斷續作聲，必由相火炎上挾其衝氣，乃上逆為呃，用大補陰丸峻補真陰，承制相火。東垣嘗謂陰火上衝而吸氣不得入，胃脉反逆，陰中伏陽即為呃，用滋腎丸以瀉陰中伏熱。二法均為出當審證參用焉以裁至所也

疸

黄疸身黄目黄溺黄之謂也病以湿得之有陰有陽在腑在臟陽黄之作湿從火化瘀熱在裡膽熱液泄与胃之濁氣共併上不得越下不得泄薰蒸遏鬱侵于肺則身目俱黄熱流膀胱溺色為之变赤黄如橘子色陽主明治在胃陰黄之作湿從寒水脾陽不能化熱膽液為湿所阻漬于脾浸淫肌肉溢于皮膚色如薰黄陰主晦治在脾從寒發黄金匱黄疸五名虽異治法多同有辨症三十五条出治一十二方先審黄之必發不發在于小便之利與不利疸之易治难治在于口之渴與不渴再審瘀熱入胃之因或因外併或因内發或因食穀或因酗酒或因勞色有随從蓄血入水黄汗上盛者一身尽熱下鬱者小便為难又有表虚裡虚熱除作噦火劫致黄知病

有不一之因，故治有不一之法。于是脉弦脇痛，少陽未罷，仍主以和；渴飲水漿，陽明化燥，急當瀉熱；濕在上以辛散，以風勝濕；在下以苦泄，以淡滲；如狂蓄血，勢所必攻；汗後溺白，自宜於補；酒客多蘊熱，先用清中，加之分利，後必顧其脾陽；女勞有穢濁，始以解毒，繼之消散，終當峻補腎陰；表虛者實衛，裏虛者建中；入水火劫以及治逆變證，各立方論，以爲後學津梁。若云寒濕在裏之治，陽明篇中惟見一則，不出方論，指人以寒濕中求之。蓋脾本畏木而喜風燥，制水而惡寒濕。今陰黃一症，外不因於六淫，内不傷於嗜慾，惟寒惟濕，譬以卑監之土，須暴風日之陽，純陰之病，療以辛熱無疑矣。今觀葉氏黃疸之案，寥寥數則，而於案中所云友秋疸病，濕熱氣蒸而成，其陽黃之治了然於心。案中又有治黃　而有昨黃之論，揣其果病必求其

实於是知其是病必辨陰陽如遇陰荚求治於先生者决不以治陽之法治陰而殀人長命也

風

經云風為百病之長蓋六氣之中惟風能全兼五氣如兼寒則風寒兼暑則曰暑風兼濕曰風濕兼燥曰風燥兼火曰風火蓋因風能鼓盪此五氣而傷人故曰百病之長也其餘五氣則不能互相全兼如寒不能兼暑與火暑亦不兼寒濕不兼燥燥不兼濕火不兼寒由此觀之病之因乎風而起者自多也然風能兼寒寒不兼風何以辨之如隆冬嚴寒之時即密室重幃之中人若裸體而臥必犯傷寒之病此本無風氣侵入乃但傷於寒而不兼風者也風能兼寒者因風中本有寒氣蓋巽為風之性本寒即巽卦之初爻屬陰是也 因風能流動鼓盪其用屬陽是合乎巽之二爻三爻皆陽爻也如炎歊溽暑之時若使數人擁一

人其人必致汗孔閉頭痛惡寒骨節疼等傷寒之病作矣斯時天地間固亦有一些寒氣實因所觸之風々中卻有寒氣故令人受之寒疾頻作此乃因傷風而兼傷寒者也故有但傷寒而不傷風之症亦有因傷風而致兼傷寒之症又有傷風而不傷寒之症有因傷風傷而或兼風溫風濕風燥風火等症更有暑濕燥火四氣各自致傷而絕不兼風之症故柯韻伯所註傷寒云傷風之重者即屬傷寒亦有無汗脈緊骨節疼諸症此柯氏之見所以已獨開仲景生面也至仲景所著傷寒書以傷寒為主因風已兼寒故以風附說互相發明耳學者看書不可不知此理若夫臟腑一切內外諸風各有現症具載內經尤當詳考

寒

傷寒症仲景立法於前，諸家註釋於後，先生雖天資穎敏，若摸其治法，恐亦不能出仲景範圍。其所以異於庸醫者，在乎能辨症耳。不以冬溫、春溫、風溫、溫熱、濕溫、伏暑、內傷、勞傷、瘟疫等症誤認為傷寒。其治溫熱暑濕諸症，專辨邪之在衛在營，或傷氣分，或傷血分，更專究三焦。故能述前人溫邪忌汗、濕家忌汗，當用手經之方，不必用足經之藥等明訓，垂示後人。此乃先生獨擅見長之處也。夫傷寒之書，自成無己註解以後，凡註疏者不啻數百家，其尤著者，如嘉言之三書、景岳之傷寒三註、四註等篇，近有柯韻伯來蘇集、傷寒論翼、方翼，王晉三古方選註中所載一百十三方，諸家析疑辨義，雖稍有同異，然皆或登仲景之堂，或造仲景之

宜者業医者當日置業頭潛心参究庶乎臨症可无誤矣

傷寒一症内經云熱病者皆傷寒之類也又曰凡病傷寒而成温者先夏至日者為病温後夏至日者為病暑又曰冬傷於寒春必病温其症有六經於傳併病合病兩感直中難經又言傷寒有五有中風有傷寒有濕温有熱病有温病其所苦各不同再加以六淫之邪有隨時互於其間而發之病且其一切現症則又皆有此症發熱或有汗无汗或惡風惡寒不食倦卧煩渴等症則又大略相同故其症愈多其理愈晦由怪乎医者臨症時不已灼然分辨即其所讀之書前人亦並无至当不易之論將灵素難經之言及一切外感諸症逐一分晰辨明使人有所遵循故千古年來欲求一隆垣之士察六淫之邪毫不紊乱者竟未見其人幸賴有

仲景之書以六經分症治以汗吐下和寒溫諸法故古人云仲景之法不但治傷寒當亦長於其理即治一切六氣之病與諸雜症皆可融會貫通無所不宜此誠屬高論因深知仲景者也然余謂六淫之邪頭緒甚繁其理甚奧即彙集河間東垣丹溪及前之大賢輩諸法而治之猶患未能悉稱盡善若治之而必但拘仲景之法而施治此乃見聞不廣膠柱鼓瑟不知變通者矣今觀葉氏之書傷寒之法固屬無多然其辨明冬溫春溫風溫溫熱濕溫之治實超出前人以此羽翼仲景差可加惠後學觀者幸無忽諸

雜證明辨篇 中

風温

風為天之陽氣温乃化熱之邪兩陽熏灼先傷上焦種種變幻情狀不外手三陰
為病藪動脹汗出身熱欬嗽喘然並見當與辛涼輕劑清解為先大忌辛温
消散劫爍清津太陰無肅化之權救逆則蔗汁蘆根玉竹門冬之類也苦寒沉
降損傷胃口陽明頓失循序之司救逆則有復脉建中之類大凡此症變幻則
為痉厥緩變則為虚勞則主治之方擬以甘寒之為要或甘寒或甘温在人通變
可也

溫熱

冬傷於寒春必病溫者重在冬不藏精也蓋煩勞多慾之人陰精久耗入春則裡氣大泄木火內燃强陽無制燔燎之勢直從裡發始見必壯熱煩冤口乾舌燥之候矣故主治以存津液為第一黃芩湯堅陰卻邪即此義也再者在內之溫邪欲發在外之新邪又加葱豉湯最為捷徑表分可以肅清至於因循貽悞豈止一端或因氣爍津枯或致陰傷液涸先生用挽救諸法如人參白虎湯黃連阿膠湯玉女煎復脈法中的條例甚詳餘則治痙厥以甘藥緩肝昏熱用幽芳開竅熱痙之用溫膽蓄血而論通瘀井井有條亦真周到

暑

天之暑熱一動地之濕濁自騰人在蒸淫熱迫之中若正氣設或有隙則邪從口鼻吸入氣分先阻上焦清肅不行輸化之機失於常度水穀之精微亦蘊結而為濕也人身一小天地內外相應故暑病必挾濕者即此義耳前人有因動因靜之分或傷或中之候以及入心入肝為瘧為痢中痧霍亂暴厥卒死種種傳變之原各有精義可參茲不重悉想大江以南地卑氣薄濕勝熱蒸當此時候更須防患於先昔李笠翁記中所謂使天只有三時而無夏則人之病也必稀此語最確蓋暑濕之傷驟者在當時為患緩者於秋後為伏氣之疾其候也脈色必滯口舌必膩或有微寒或單發熱熱時脘痞氣窒渴悶煩冤每至午後則甚入暮更

劇甚之天明得汗則諸恙稍緩日日如是必要兩三候外日減一日方得全解倘如元氣不支或調理非法不治者甚多然是病比之傷寒其熱覺緩比之瘧疾寒熱又不分明其變幻與傷寒無二其愈期反覺纏綿若表之汗不易徹攻之便易溏瀉過清則肢冷嘔惡過燥則唇齒燥裂每遇秋末最多是症求之古訓不載者多獨已任編名之曰秋時晚發感症似瘧總當以感症之法治之要知伏氣為病四時皆有但不比風寒之邪一汗而解溫熱之氣投涼即安夫暑與濕為熏蒸黏膩之邪也最難驟愈若治不中窾暑熱從陽上熏而傷陰化燥濕邪從陰下沉而傷陽變濁以致神昏耳聾舌乾齦血脘痞嘔惡洞泄肢冷棘手之候叢生竟至潰敗莫救矣參先生用意宗劉河間三焦論立法認明暑濕二氣何者為重再

河間桂苓甘露飲叅散加石膏滑石寒水石之桂枝易桂

究其病實在營氣何分大凡六氣傷人因人而化陰虛者火旺邪歸營分爲多陽虛者濕勝邪傷氣分爲多一則耐清一則耐溫臟性之陰陽從此可知也於是在上者以辛涼微苦如竹葉連翹杏仁薄荷之類在中者以苦辛宣通如半夏瀉心之類在下者以溫行寒性質重開下如桂苓甘露飲之類此皆治三焦之大意也或有所夾又須變通至於治氣分有寒溫之別寒者宗諸白虎法及天水散意溫者從乎二陳湯及正氣散法理營分知清補之宜清者如犀角地黃加入心之品補者有三才復脈等方又如濕熱沉混之蒼术石膏湯氣血兩燔之玉女法開閉逐穢與牛黃及至寶紫雪等劑扶虛進參附及兩儀諸法隨其變幻審其陰陽運用之妙存乎心也

濕

濕為重濁有質之邪若從外而受者皆由地中之氣升騰從內而生者皆由脾陽之不運雖云霧露雨濕上先受之地中潮濕下先受之然霧露雨濕亦必由地氣上升而致若地氣不升則天氣不降皆成燥症矣何濕之有其傷人也或從上或從下或遍體皆受此論外感之濕邪著於肌軀者也此雖未必即入於臟腑治法原宜於表散但不可大汗耳更當察其兼症若兼風者微微散之兼濕者佐以溫散兼熱者佐以清解此言外受之濕也然水流濕火就燥有同氣相感之理如其人飲食不節脾家有濕脾主肌肉四肢則外感肌軀之濕亦漸次入於臟腑矣亦有外不受濕而但濕從內生者必其人膏粱酒醴過度或嗜飲茶湯太多或食生冷瓜

菓及甜膩之物治法總宜辨其體質陰陽斯可以知寒熱虛實之治若其人色蒼赤
而瘦肌肉堅結者其體屬陽此外感濕邪必易於化熱若生濕邪多因膏粱酒醴
必患濕熱濕火之症若其人色白而肥肌肉柔軟者其體屬陰若外感濕邪不易化熱
若內生之濕多因茶湯生冷太過必患寒濕之症人身若一小天地今觀先生治法若濕
阻上焦者用開肺氣佐淡滲通膀胱是即啓上閘開支河導水勢下行之理也若
脾陽不運濕滯中焦者用朮朴薑半之屬以溫運之以苓澤腹皮滑石等滲泄之
亦猶低窪濕處必得烈日晒之或以剛燥之土培之或開溝渠以泄之耳其用藥
總以苦辛寒治濕熱以苦辛溫治寒濕概以淡滲佐之或再加風藥甘酸膩濁
在所不用總之腎陽充旺脾土健運自無寒濕諸症肺金清肅之氣下降膀

胱之氣化通調自無溼火溼熱暑溼諸症若夫失治变幻成爲腫脹黄疸泄瀉淋閉痰飲等類俱於各门並參之可也

燥

燥為干濇不通之疾內傷外感宜分外感者由於天時風熱過勝或因深秋偏亢之邪始必傷人上焦氣分其法以辛涼甘潤肺胃為先喻氏清燥救肺湯及先生用玉竹门冬桑葉薄荷梨皮甘草之類是也內傷者乃人之本病精血下奪而成或因偏餌燥劑所致病從下焦陰分先起其法以純陰靜藥柔養肝腎為宜大補地黃丸六味丸之類是也要知是症大忌者苦濇最喜者甘柔若氣分失治則延及於血下病失治則槁及乎上喘咳痿厥三消噎膈之萌總由此致大凡津液結而為患者必佐辛通之氣味精血竭而為患者必藉血肉之滋填在表佐風藥而成功在腑以緩通為要務古之滋燥養營湯潤腸丸五仁湯瓊玉膏一

一蒸丹（河車　人乳粉　枯石　紅鉛　蛋丸）

蒸丹牛羊乳汁等法各有異同也

疫

疫痧一症都從口鼻而入直行中道流佈三焦非比傷寒六經可表可下夫疫為穢濁之氣古人所以飲芳香採蘭草以襲芬芳之氣者重避穢也及其傳變上行極而下下行極而上是以邪在上焦者為喉啞為口糜若逆傳膻中者為神昏舌絳為喉痛丹疹今丸先生立法方清解之中必佐芳香宣竅逐穢如犀角菖蒲銀花鬱金等類兼進至寶丹從表透裏以有靈之物內通心竅搜剔幽隱通者通鎮者鎮若邪入營分三焦相溷熱愈結邪愈深者理宜鹹苦大製之法仍恐性速直走在下故用元參銀花露金汁瓜蔞皮輕揚理上所謂做古法而不泥其法者也考是症惟張景岳喻嘉

言吳又可論之最詳然宗陶喻二氏恐有遺邪留患若宗吳氏又恐邪去正傷惟在臨症權衡無盛盛無虛虛而遺人夭殃方不愧為司命矣

瘢痧疹瘰

瘢者有觸目之色而無礙手之質，即稠如錦紋、稀如蚊跡之象也。或佈於胸腹，
或見於四肢，總以鮮紅起發者為吉，色紫成片者為重，色黑者為凶，色青者為
不治。蓋有諸內而形諸外，可決其臟腑之安危，邪正之勝負也。殆傷寒瘟疫諸症
失於宣解，邪蘊於胃腑，而走入營中，每有是患耳。考方書之治，其法不一。大
抵由失表而致者，當求之汗；失下而致者，必取乎攻。火甚清之，毒甚化之，營氣不
足者助其虛而和之，託之至於陰瘢。一說見象甚微，若必指定此之瘢點為陰
猶恐不足無恨。想前人此條無非覺後人勿執見瘢為實熱之義也。吾故曰必察
之脈象及兼證方妥。痧者疹之通稱，有頭粒而如粟象；瘰者即疹之屬腫。

而易痒須知此要周匀淡宜徐緩不外乎太陰陽明之患故繆氏耑以肺胃論治為精也若先生之法本乎四氣隨其時令之偏頗致以辛涼辛勝及甘寒苦寒鹹寒淡滲等法而治之凡吾幼科諸友於此尤當究心也

痰

痰症之情狀變幻不一，古人不究標本，每著消痰之方、立消痰之論者甚多，後人遵其法而用之，治之不驗，遂有稱痰為怪病者矣。不知痰乃病之標，非病之本也，善治者治其所以生痰之源，則不消痰而痰自無矣。余詳考之，夫痰乃飲食所化，有因外感六氣之邪，則脾胃肺升降之機失度，致飲食輸化不清而生者；有因多食甘膩肥腥茶酒而生者；有因本質脾胃陽虛，濕濁凝滯而生者；有因鬱則氣火不舒而蒸變者；又有腎虛水泛為痰者，此亦因土衰不能制水，則腎中陰濁上逆耳，非腎中真有痰水上泛也；更有陰虛勞症，龍相之火上炎爍肺，以致痰嗽者，此痰乃津液所化，必不濃厚，若欲消之不惟無益而徒傷津液其餘一切諸痰初起皆由濕而生雖有風火燥痰之名亦皆因氣而化非風火燥自能生痰也其主治之法惟痰與氣一時壅閉咽喉者不得不暫用豁痰降氣之劑以開之餘皆當治其本故古人有見痰休治痰之論此誠千古之明訓蓋痰本飲食濕濁所化人豈能禁絕飲食若曰欲消之由於外邪者邪散則痰或可清如寒痰溫之熱痰清之濕痰燥之燥痰潤之風痰散之是也若涉本原者必漩（旋）消漩（旋）生有至死而痰仍未清者矣此乃不知治本之故耳今凡案中治法有因鬱因火者必用開鬱清火為君以消痰佐之有因濕因熱者則用燥濕清熱略佐化痰之品若因肝腎虛而生痰者則純乎鎮攝固補此真知治痰之本者矣若因寒因濕者更當於痰飲門參而治之

痰飲

內經止有積飲之説本無痰飲之名兩漢以前謂之淡飲仲景始分痰飲因有痰飲懸飲溢飲支飲之義而立大小青龍半夏苓桂朮甘腎氣等湯以及內飲外飲諸法可謂闡發前人獨超千古與後人所立風痰濕痰熱痰酒痰食痰之法迥異揆之痰飲之作必由元氣之虧及陰盛陽衰而起以致津液凝滯不能輸布留於胸中水之清者悉變為濁水積陰則為飲飲之凝陽則為痰若果真元充足胃強脾健則飲食不失其度運行不停其機何痰飲之有故仲景云病痰者當以溫藥和之乃後人不知痰飲之義妄用滾痰丸茯苓丸消痰破氣或滋填膩補等法大傷脾胃堆砌助濁其於仲景痰飲之法豈不大相乖謬乎

然痰與飲雖爲同類而實有陰陽之別陽盛陰虛則水氣凝而爲痰陰盛陽虛則水氣溢而爲飲故王晉三先生取仲景之小半夏茯苓及外台飲三湯從脾胃二經分痰飲立治法而先生又取仲景之苓桂朮甘外台茯苓飲腎氣丸真武湯分內飲外飲治法而於痰飲之症無遺蘊矣然歷考先生治痰飲之法則又有不止於此者然而病實有不同治法亦有異如脾腎陽虛膀胱氣化不通者取仲景之苓桂朮甘湯茯苓飲腎氣真武等法以理陽通陽及固下益腎轉旋運脾爲主外寒引動宿飲上逆及膀胱氣化不通飲逆肺氣不降者以小青龍合越婢等法開太陽膀胱爲主如飲邪伏於經絡及中虛濕甚成痰者則有川烏蜀漆之溫經通絡外台茯苓飲去甘草少佐苦辛清滲理濕之法其飲邪其飲邪上沖膻中及懸飲流入胃中而爲病

者又有姜附南星菖蒲全蝎川楝等藥餌開竅辛通陽氣等法縷縷入扣一以貫之病情治法胸有成竹矣非深於得道者其孰能之

鬱

素問六元正紀大論言五鬱之發乃因五運之氣有太過不及遂有勝復之變由此觀之天地且有鬱而况於人乎故六氣着人皆能鬱而致病如傷寒之邪鬱於衛鬱於營或在經在腑在臟如暑濕之蘊結在三焦瘟疫之邪客於募原風寒濕三氣雜感而成痺症總之邪不解散即謂之鬱此外感六氣而成者也前人論之詳矣今所輯者七情之鬱居多如思傷脾怒傷肝之類是也其原總由於心因情志不遂則鬱而成病矣其症心脾肝胆為多案中治法有清泄上焦鬱火或宣暢少陽或開降肺氣通補肝胃泄胆補脾宣通脈絡若熱鬱至陰則用鹹補苦泄種種治法未能按分析詳論今舉其大綱皆因鬱則氣滯氣滯久則必化熱熱鬱則

津液耗而不流，升降之機失度，初傷氣分，久延血分，延及鬱勞沉疴。故先生用藥大旨，每以苦辛涼潤宣通，不投燥熱斂澀呆補，此其治療之大法也。此外更有當發明者，鬱則氣滯，其滯或在形軀，或在臟腑，必有不舒之現症。蓋氣本無形，鬱則氣聚，聚則似有形而實無質，如胸膈似阻，心下虛痞，脅脹背脹，脘悶不食，氣瘕攻衝，筋脈不舒。醫家不察，誤認有形之滯，放膽用破氣攻削，迨至愈治愈劇，轉方又屬呆補，此不死於病而死於藥矣。不知情志之鬱，由於隱情曲意不伸，故氣之升降開闔樞機不利。雖內經有泄折達發奪五鬱之治，猶慮難獲全功，故疏五過論有始富後貧，故貴脫勢，總屬難治之例。蓋鬱症全在病者能移情易性，醫者構思靈巧，不重在攻補，而在乎用苦泄熱而不損胃，用辛理氣而不破氣，用滑潤濡燥澀而不滋膩氣機，用宣通而不揠

苗助長庶幾或有倖成若必欲求十全之治則惟有道家有一言可以蔽之曰欲要長生先學短死此乃治病之金丹也

肝火

肝者將軍之官相火相[内]寄得真水以涵濡真氣以制伏木火遂生生之機本無是症之名也蓋因情志不舒則生鬱言語不投則生嗔謀慮過度則自竭斯罷極之本從中變火攻衝激烈升之不熄爲風陽抑而不透爲鬱氣脘脇脹悶眩暈猝厥嘔逆淋閉狂躁見紅等病由是來矣古人雖分肝風肝氣肝火之殊其實同是一源若過鬱者宜辛宜涼乘勢達之爲要過升者宜柔宜降緩其旋擾爲先自竭者全屬乎虛當培其子母之臟至於犯上犯中乘下諸累散見各門可考

不寐

不寐之故雖非一種總是陽不交陰所致若因外邪而不寐者如傷寒瘧疾等暴發營衛必然窒塞升降必然失常愁楚呻吟日夜難安當速去其邪攘外即所以安內也若因裡病而不寐者或焦煩過度而離宮內燃從補心丹及棗仁湯法或憂勞憤鬱而耗損心脾宗養心湯及歸脾湯法或精不凝神而龍雷震蕩當壯水之主合靜以制動法或肝血無藏而魂搖神漾有鹹補甘緩法胃病則陽蹻穴滿有靈樞半夏秫米湯法膽熱則口苦心煩前有溫膽湯先生又用桑葉丹皮山梔等輕清少陽法營氣傷極人參人乳並行陽浮不斂七味八味可選餘如因驚宜鎮因怒宜疏飲食痰火為實新產病後為虛也

嘈

嘈有虛實真偽其病總在於胃經云飲食入於胃游溢精氣上輸於脾脾氣散精上歸於肺又云脾與胃以膜相連耳又云脾主為胃行其津液者也由此凡之脾屬陰主乎血胃屬陽主乎氣胃易燥全賴脾陰以和之脾易濕必賴胃陽以運之故一陰一陽互相表裡合冲和之德而為後天生化之源也若脾陰一虛則胃家飲食游溢之精氣全輸於脾不能稍留津液以自潤則胃過於燥而有火矣故欲得食以自資稍遲則嘈雜愈甚得食則嘈可暫止若失治則延便閉三消噎膈之症治當補脾陰養營血兼補胃陰甘涼濡潤或稍佐微酸此乃脾陰之虛而致胃家之燥也更有一切大病之後胃氣雖漸復津

液當果充亦有是症此但以飲食調之可以自愈此二種乃爲虛嘈症所謂實者年歲壯盛脾胃生發之氣與腎陽充旺食易消磨多食易饑而嘈得食即止此非病也不必服藥以上皆是真嘈症所云僞者因胃有痰火以致飲食輸化不清或現惡心吞酸微煩眩暈少寐似饑非饑雖能食亦不能止此乃痰火爲患治宜清胃稍佐降痰苦寒及膩滯之藥不宜多用又有胃陽衰微以致積飲内聚水氣泛溢似有淒心之狀淒淒戚戚似酸非酸似辣非辣飲食減少此屬脾胃陽虛治宜溫運做痰飲門而治之此二種乃治嘈之僞症若夫所云心嘈者誤也心但有煩而無嘈胃但有嘈而無煩亦不可不辨明之今先生之法僅有四案倘好善之士更能搜採補入則幸甚

○三消

三消一症雖有上中下之分其實不越陰虧陽亢津涸熱淫而已考古治法
唯仲景之腎氣丸助真火蒸化上升津液本事方之神效散取水中鹹寒之物
遂其性而治之二者可謂具通天手眼萬世準繩矣他如易簡方之地黃飲子朱
丹溪之消渴方以及茯苓丸黃芪湯生津甘露飲皆錯雜不一毫無成法可遵
先生則範於法而不囿於法如病在中上者膈膜之地而成燎原之場即用景岳之
玉女煎六味之加二冬龜甲旱蓮一以清陽明之熱以致少陰一以救心肺之陰而下顧真
液如元陽變動而為消爍者即用河間之甘露飲生津清熱潤燥養陰甘緩和陽
是也至於壯水以制陽光則有六味之補三陰而加車前牛膝導引肝腎斟酌變通

誠善矣

脾癉

口甘一症内經謂之脾癉此甘非甘美之甘癉即熱之謂也人之飲食入胃賴脾真以運之命陽以腐之譬猶造酒蒸釀者然倘一有不和肥甘之疾順發五液精華失其本來之真味則淫淫之甜味上泛不已也胸脘必痞口舌必膩不飢不食之由從此至矣内經設一蘭草湯其味辛足以散結其氣清足以化濁除陳解鬱利水和營爲奇方之祖也夫暑夾濕之候每兼是患以此爲君參以苦辛之勝配合瀉心等法又如胃虛（此亦交中焦）穀少之人亦有是症又當宗大半夏湯及六君子法遠甘益辛可也

脾癉症經言因數食甘肥所致蓋甘性緩肥性膩使脾氣遏鬱致有口甘内熱中滿

之患故云治之以蘭除陳氣也陳氣者即甘肥釀成陳腐之氣也夫蘭草即今佩蘭俗名省頭草婦人插於髻中以辟髮中油穢之氣其形如馬蘭而高大其氣香其味辛其性涼亦與馬蘭相類用以醒脾氣滌甘肥味也今之藥中並未嘗用然用人參以助正氣餘用苦辛寒以開氣泄熱枳實以理氣滯亦祖蘭草之意即所謂除陳氣也此症久延即化燥熱轉為消渴故前賢有膏粱無厭發癰疽熱燥所致淡薄不堪生腫脹寒濕而然之論余於甘肥味生內熱一症悟出治胃寒之一法若貧人淡薄者素不因外邪亦作冷飲停滯其本質有胃寒症者人皆用良薑丁香蓽撥吳萸乾姜附子等以溫之不知辛熱剛燥能散氣徒使胃中陽氣逼而外泄故初用似效繼用則無功莫若微以甘肥投之或稍佐鹹溫或佐酸溫凝養胃陽使

胃脂胃氣日厚此所謂藥補不如食補也又有腎陽胃陽並虛者曾見久服鹿角膠而愈即此意也未識高明者以為然否

瘧

諸瘧由伏邪而發，非旦夕之因為患也。六淫之氣，惟燥不足為害，而新涼收束，實屬有閱者之全訓，獨手三陽、手厥陰卻無其症名。醫者當辨其六氣中所傷何氣，六經中病屬何經。若小柴胡湯主少陽，豈足簡括也。夫溫瘧、癉瘧、疫瘧、食瘧、瘧、諸瘧皆有成方，予不復贅。但此症春時及冬時間有，惟夏秋暑濕為患者居多。暑必挾濕，濕為陰氣，分第一要分別其上焦、中焦之因暑濕二氣何者為重。若暑熱重者，為究上焦肺臟清氣。瘧來時必熱重而寒微，唇舌必絳赤，煩渴而喜涼飲，飲多無痞滿之患，其脈色自有陽勝之候，當宗桂枝白虎法及天水散加辛涼之品為治。若濕邪重者，當議中焦脾胃陽氣，瘧來時雖則熱勢蒸燔，舌必有宿臟之苦渴喜煖湯胸脘覺痞脹嘔惡其脉色自有陽氣不舒之情狀當宗正氣散及二陳湯去甘草加杏蔻生姜之類主之必要陽勝於陰而後祛秋陽之劑日後方无能累倘症象兩兼則兩法兼之可也大凡是症若邪氣輕而正不甚虛者寒熱相等而作止有時邪氣重而正氣怯者寒熱模糊　必混而不分又云邪淺則一日一發邪深則間日一發邪最深則三日一發古稱為三陰大瘧以肝脾腎三臟之見症為要領其補瀉寒溫亦不離仲景治三陰之法為根蒂可知陽經輕淺之方治之無益也所云移早則邪達於陽移晏則邪陷於陰之陽勝後於此可參若久而不已必有他症之害太陰之虛浮脹滿有通補之理中法開腑之五苓散（湯）少陰之瘧弱而勞有滋陰之復脉湯溫養之外奇法厥陰之厥逆吐蚘及邪結為瘧母有

烏梅丸與鱉甲煎法。又如心經瘧久，勢必動其營，則為煩渴見紅之累；肺經瘧久，理必傷及其津，則為胃秘腸痺之候。一則涼陰為主，一則清降為宜。然而瘧之名目不一，而瘧之兼症甚多，若不達權通變，而安己一一盡善？即如暑濕格拒三焦而嘔逆不納者，宗半夏瀉心法；穢濁蒙蔽膻中而清靈昧甚者，用牛黃清心丸；心陽暴脫，有龍蠣之救逆；胃虛嘔呃，有全福代赭之成方。如表散和解、通陽補氣、滋陰化營、通邪入絡、動藥取截、辛酸兩和、營氣並補，及陽瘧之後養胃陰、三瘧之從理脾胃等法，已全備矣。彙集諸家，融通無拘，所謂用藥如用兵，先生不愧良工之名也。

泄瀉

泄瀉注下症也經云濕多成五泄曰飧曰溏曰鶩曰濡曰滑飧泄之完穀不化濕兼風也溏泄之腸垢汙積濕兼熱也鶩溏之澄清溺白濕兼寒也濡泄之身重軟弱濕自勝也滑泄之久下不已禁固濕勝氣脫也是以胃風湯治有血之飧泄清六凡療腸垢之熱溏鶩溏便清溺白中有硬物選用理中治中滑泄脈微氣脫洞下不禁急救四柱六柱飲惟濡泄有虛有實或以胃苓或以朮附至於脾泄胃泄腎泄大腸泄小腸泄大瘕泄痰泄積泄傷酒傷食泄古方古法條載甚詳其急則治標必使肉時隨症理因然也及其緩則治本惟知燥脾滲濕義有未盡者乎蓋脾同坤土本至靜之體而有乾健之用生萬物而役於萬物從水從火為寒為熱歷見協熱下利者十不得一

胃苓湯 桂枝 朮

泄

附子理中湯可

可知之 升陽除濕湯

滑石甘竹

即理中加青皮陳皮

一名洞泄濕下多水也

升陽除濕湯

四柱飲人參附子茯苓木香

六柱飲四柱加肉豆蔻訶子

胃泄飲食不化色黃

脾泄腹脹滿泄注食即嘔吐逆

腎泄

大腸泄食已窘迫大便色白腸鳴切痛

干姜附子湯

小腸泄溲而便膿血少腹痛 承氣湯

大瘕泄裡急後重數至圊而不能便莖中痛 承氣湯

二泄水之寒泄者十常八九焉言當然者主治在脾推所以然者必求之水火因思人身水火猶權衡也一勝則一負火勝則水負水勝則火負五泄多濕濕之水同氣水之盛則火之衰也於是推少陽為三陽之樞相火寄焉風火扇胃而熟腐五穀少陰為三陰之樞君火寓焉薰蒸臟腑而轉輸糟粕胃之納脾之輸皆火之運也然非雷藏龍馴何能無燥無濕勢有冒明燎上之眚如果土奠水安從此不泛不濫定無清氣在下之患矣吾故曰五泄之治平水火者清其源崇堤防者塞其流耳今觀葉氏診記配合氣味妙在清新縱橫治術不離規矩依然下者升滑者固寒者溫熱者清脈弦之治凡肺濡瀉濕穩之長於辨症立方因而投劑自己輒效所謂讀古而不泥於古採方而不執於方化裁之妙人所難能者

痢

痢症古名滯下，惟夏秋暑濕挾積者居多，其次則風濕寒大追寒侵也。推之燥氣獨不為患，故前法悉有定例，不必再述。至於暑濕者，有陰暑陽暑之源，其邪必由乎濕。夫陰暑由於人之陽氣先虧，加以貪涼喜冷，鬱折生陽，故主於溫。陽暑由於天之熱伏，阻氣化濁，則重於清。而臣之下手工夫，於此須細心認定。但邪之來也，似水之流，臟腑間一有罅隙，則乘虛而着，故有在氣在血之分、傷臟傷腑之異。若表之邪鬱而氣機下流不息者，喻氏論人參敗毒散；裡之積壅而寒熱交粘者，潔古立芍藥湯。在氣分有苦辛調氣與辛甘益氣等法；在血分有發苦行血及鹹柔養血諸方。若表症急，從乎三陽，有桂枝湯、葛根芩連湯、小柴胡湯；裡務實者，究脾胃，有小承氣湯、溫脾湯。

陰暑二字不通，已極其藥之用，病根在此。

潔古芍藥湯乃芩連桂與檳木大[illegible]

溫脾湯：干姜、桂心、製附、大黃、[illegible]

總之治腑以三焦見症為憑，治臟以足三陰為要領，辨得虛實之情形，致以或速或濟之法，則臨症權宜應手，不錯矣。但是症不治之條甚多，最難愈者莫如休息痢，攻補之法非宜，予亦不贊。最危險者莫如噤口痢，卻有兩端：若因暑濕邪充格拒三焦者，氣機皆逆傷而閉，上下之勢渾如兩截，若治不得其要，則邪無出路，正亦消亡。此丹溪立法最高，後世都宗其旨。先生又借用半夏瀉心湯減去守中之品，補以運之，辛以開之，苦以降之，與病情尤為允協，所以先生之見長，是集之真妙每每在此。若因脾腎之陽素虛，陰邪從中而下者，先傷太陰，繼傷少陰，關閘大開，痛泄無度，戊癸少化火之機，命陽無蒸變之力，此不饑不食，為嘔為脹，理宜然矣。與邪多積聚之候相比，絕然不同。參之仲景理中湯、腎氣丸及景岳理陰煎，

理陰歸地草干姜

胃關煎用朮扁豆炮姜吳萸草熟地

胃關煎等法可也吾鄉姚頤真先生化出捷徑良法以大劑蓯蓉配入參歸姜附桂製白芍之類治之靡不應手而愈想蓯蓉之性溫能達下鹹可利胃質之柔潤以補陽中之陰較地黄阿膠尤勝與之腸膏竭盡絡脈枯澀而痛者堪稱神品自此推廣用治甚多若曰某方某藥但治某症不知活用反稱杜撰則禁絕後人靈活之心無從施發矣

便血

便血一症古有腸風臟毒脉痔之分其見不外乎風淫腸胃濕熱傷脾二義不若內經所謂陰絡受傷及結陰之旨爲精切仲景之先便後血先血後便之文尤簡括也陰絡即臟腑隸下之絡結陰是陰不隨陽之徵以先後分別其血之遠近就遠近可決其臟腑之性情庶不致氣失統攝血無所附如漏卮不已耳肺病致燥濇宜潤宜降如桑麻丸及天冬地黄銀花柿餅之類是也心病則火燃血沸宜清宜化如竹叶地黄湯及補心丹之類是也脾病必濕滑宜燥宜升如茅朮理中湯及东垣益氣湯之類是也肝病有風陽痛迫宜柔宜泄如駐車丸（黄连阿膠干姜当归）及豉甘和緩之劑是也腎病見形消腰折宜補宜填如虎潛丸及理陰煎之類是也至胆經爲樞機逆則木火燔營

有桑叶山梔柏子丹皮之清養大腸為燥腑每多濕熱風濕爲辛涼苦燥之治胃為水穀之海多氣多血之鄉臟病腑病無不兼之宜補宜和應寒應熱難以拘執而言若勞力損傷者運補為主膏粱積聚積者清疏為宜痔瘡則滋燥兼投中虛須知寒熱餘如黑地黄丸以治脾濕腎燥天真丸以大補真氣真精平胃地榆之升降脾胃爲脾之守補心脾理虢以温煦奇督建中之復蘇生陽枳朮之疏補中土禹糧赤脂以堵截陽明用五仁湯複從前之腸液養營法善病後之元虛此皆先生祖古方而運以匠心為後學之津梁也

天真丸[illegible]

脱肛

脱肛一症其因不一有因久痢久瀉脾腎氣陷而脱者有因中氣虚寒不能收攝而脱者有因酒濕傷脾色慾傷腎而脱者有因腎氣本虚關门不固而脱者有因濕熱下墜而脱者又脱肛門為大腸之使大腸受寒受熱皆能脱肛老人氣血已衰小兒氣血未旺皆易脱肛經曰下者舉之徐之才曰澀可去脱皆治脱肛之法也凡先生治脱肛之症亦不外乎升舉固攝益氣三法如氣虚下陷而脱者宗東垣補中益氣湯升陷為主如腎虚不攝而脱者宗仲景禹粮石脂丸及熟地五味菟絲輩固攝下焦陰氣為主如肝弱氣陷脾胃氣虚下陷而脱者用攝陰益氣兼以酸苦泄熱為主如老年陽氣下陷腎真不攝而脱者又有鹿茸陽起石等提陽固氣一法汪

訒庵云有氣並血並而肛反挺出者宜用芩連槐栢及四物升柴之類愚謂即或間有此症終非可訓之法存之以質君子

痿

經云肺熱叶焦則生痿躄又云治痿獨取陽明以及脈痿筋痿肉痿骨痿之論內經於痿症一門可謂詳審精密矣奈後人不明病情以諸痿一症或附録於虛勞或散見於風濕大失經旨賴丹溪先生特表而出之惜乎其言之未備也夫痿症之旨不外乎肝腎肺胃四經之病蓋肝主筋肝傷則四肢不為人用而筋骨拘攣腎藏精精血相生精虛則不能灌溉諸末血虛則不能營養筋骨肺主氣為清高之臟肺虛則高源化絕化絕則水涸水涸則不能濡潤筋骨陽明為宗筋之長陽明虛則宗筋縱宗筋縱則不能束筋骨以流利機關此不能步履痿弱筋縮之症作矣故先生治痿無一定之法用方無獨執之見如衝任虛寒而成痿者通陽摄陰兼實奇脈

為主溫熱沉着下焦而成痿者用苦辛寒燥為主腎陽奇脈兼虛者用通納八脈收拾散越之陰陽為主如下焦陰虛及肝腎虛而成痿者用河間飲子虎潛諸法填納下焦和肝熄風為主陽明脈空厥陰風動而成痿者用通補為主肝腎虛而兼濕熱及濕熱蒸灼筋骨而成痿者益下佐以溫通脈絡兼清熱利濕為主胃虛窒塞筋骨不利而成痿者用流通胃氣及通利小腸大腑為主胃陽腎督皆虛者兩固中下為主陽明虛營絡熱及內風動而成痿者以清營熱熄內風為主肺熱葉焦而成痿者用甘寒清上熱為主邪風入絡而成痿者以解毒宣行為主精血內奪奇脈少氣而成痿者以填補精髓為主先生立法精詳真可垂諸不朽矣

痺

痺症與風病相似但風則陽受之痺則陰受之故多重著沉痛其在內經不越乎風寒濕三氣然四時之令皆能為邪五臟之氣各能受病其實痺者閉而不通之謂也正氣為邪所阻臟腑經絡不能暢達皆由氣血虧損腠理疏豁風寒濕三氣得以乘虛外襲留滯於內致濕痰濁血流注凝濇而得之故經云三氣雜至合而為痺又云風勝為行痺寒勝為痛痺濕勝為着痺以及骨痺筋痺脈痺肌痺皮痺之義可知痺病之症非偏受一氣足以致之也然而病症多端治法亦異余亦不能盡述茲以先生治痺之法為甲略一二有衛陽疏風邪入絡而成痺者以宣通經脈甘寒去熱為主有經脈受傷陽氣不為護持而為痺者以溫養通補扶持生

氣為主有暑傷氣濕熱入絡而為痺者用舒通脈絡之劑使清陽流行為主有風腫痛而為痺者用參朮益氣佐以風藥壯氣為主有濕熱傷氣及溫熱入血絡而成痺者用固衛陽以却邪及宣通營絡兼治奇經為主有肝陰虛瘧邪入絡而為痺者以鹹苦滋陰兼以通逐緩攻為主有寒濕入絡而成痺者以微通其陽兼以通補為主有氣滯熱鬱而成痺者從氣分宣通為主有肝胃虛滯而成痺者以兩補厥陰陽明為治有風寒濕入下焦經隧而為痺者用辛溫以宣通經氣為主有肝膽風熱而成痺者有甘寒和陽宣通脈絡為主有血虛絡澀及營虛而成痺者以養營養血為主又有周痺行痺脈痺筋痺及風寒濕雜合之痺亦不外乎流暢氣血祛邪養正宣通脈絡諸法故張景岳云治痺之法祇宜峻補真陰宣通脈絡使

氣血得以流行不得過用風燥等藥以再傷陰氣亦是道之言也

痙厥

厥者從下逆上之病也痙者明其風强之狀也所以二字每每並言原與傷寒門所
載者有間想是症總由氣血日偏陰陽一并而成譬如風雷之猛烈鬱極而發也若
發而漸復者猶可轉危爲安若發而轉逆者必至直拔根荄乃已斯存亡之机在乎
命臟之盛衰耳考方書之名目不一致病之因由亦繁大抵可吐者如痰食填塞
於胸中用瓜蒂散之類及燒鹽探引方法可清可折者如厥陽壯火升逆而莫制用
玉女煎及宣明龍薈丸法可開可降者如氣厥薄厥而形氣暴絕有五磨飲子
及蒲黃湯法穢濁蒙神而昏亂無知有牛黃至寶及蘇合香丸之兩法飛尸卒
厥先宜酒醴以引導并可按穴而施鍼法及灸法若從虛而論者如內奪而厥則

為瘧痢有地黄飲子之通補下焦法煩勞陽升令人煎厥有人参固本加入金箔（參乃二冬二地）方諸水為壯水制火法血厥而陽騰絡沸參乎從陰從陽法色厥而精脱於下急與大剂挽元法腎厥宗許学士之椒附以通陽蚘厥有仲景之安蚘法陽極用救陰峻剂陰極有扶陽方法種種規模已為全備及叅案中先生於是症獨重在肝蓋肝者將軍之官善干他臟者也要知肝氣一逆則諸氣皆逆氣逆則痰生遂火沸風旋神迷魂蕩無所不至矣若犯於上者不免凌金爍液有門冬湯及瓊玉膏之補金柔制法若犯於中而為嘔為脹者用六君去朮加木瓜姜芍之類及附子粳米湯加人參為補胃凝肝法若震及心脾而為悸為消者用甘麦大棗湯合龍牡之属為緩急重鎮法若扶少陽之威而乘巔摇絡者用羚羊鈎藤元参連翹之剂為熄風清絡法

若本臟自病而體用失和者以楙梅桂芍之類爲益體宜用法若因母臟之虛而擾及子臟之位者用三才（天冬熟地人參）配合龜甲磁朱及複脈減辛味複入雞黄之屬爲妥相其子母法至於痙厥之治尤覺神奇取血肉介類改湯爲丸（膏）謂其力味重實填隙止厥最速此豈非補前人之未備開後學之法門者乎參是案者幸毋忽諸

驚

經云驚則傷膽恐則傷腎大凡可畏之事猝然而至者謂之驚若從容而至可以究竟思維者謂之恐是驚急而恐緩也夫驚症大人亦有之小兒最多因其神志未堅膽氣未充故耳遇稍異之形聲即陡然而悸矣驚之所傷由心猝及乎膽由膽即及乎肝遂致心主君火並肝胆中相火風木驟然而起症現搐搦瘛瘲神昏譫妄肢冷厥逆吐乳身熱目竄口噤種種之所患無非心肝胆之現症而實毫無外感之風邪此因外受之驚而動內之木火風也故但當以一驚字立為病名斯乃切當因其內風沸起遂加一風字因病來迅速又加一急字故遂有急驚風之病名此已屬牽強附会矣至於今之混稱為急驚風者更屬悖謬據因小兒陰氣未充外感之

風温風熱風火以及暑邪化熱并燥火諸症最易傷陰陰傷則血不營筋液傷則
脉絡滞濇熱盛亦能使内之木火風相继而起所現之症与受驚者類亦相同然実非
因受驚而起其所治之法大有區别如果因驚者治宜安養心神鎮驚定悸甘凉
清内熱柔潤熄肝風或少佐芳香通其竅絡舒其結閉至於剛熱燥濇表散之藥
概不可用若無驚而但感外邪者有宜於凉散有宜於温散有宜於苦寒清火有
宜於甘温扶陽或補或瀉自当按六淫之邪而施治与驚字毫無関渉奈今之醫
者每遇非驚之症因不能辨明六氣中所傷何氣初定不出病名遂强將一驚字入藉
口漫稱為急驚風症掩飾欺人病家亦皆信之以為小兒防範难週焉有無驚之理
其所订之方錯雜游移不知治驚總以心肝胆為主若治时邪須兼肺胃脾腎三焦。

營衛經絡而論大不相同也更有一種稱慢驚風之病名者尤屬怪誕不經必當亟爲改正有論在幼科吐瀉之後宜合觀之

狂癲痫

天地一陰陽也，陰陽和則天清地寧，一有偏勝，遂有非常之變。人身亦一陰陽也，陰陽和則神清氣寧，一有偏勝，自致不測之病。故內經曰：重陽者狂，重陰者癲。痫與癲其原則同也。古人集癲痫狂辨，以為陽併於陰，陰併於陽，此誠不刊之論。言乎現症，狂則少臥不飢，妄言妄笑，甚則上屋踰垣，其候多躁而常醒；癲則或歌或泣，如醉如癡，甚至不知穢潔，其候多靜而常昏；痫則發作無時，卒然昏仆，筋脈瘈瘲，口中作声，後人因其声似，分馬牛豬羊雞痫五名，其候經時而必止。推其病因，狂由大驚大怒，病在肝胆胃經，三陽併而上升，故火熾則痰涌，心竅為之閉塞；癲由積憂積鬱，病在心脾胞絡，三陰蔽而不宣，故氣鬱則痰迷，神志為之混淆；痫病或由驚恐，或由飲食不節或因母腹中受驚以致內臟不平經久失調一觸積痰厥氣內風併而暴逆莫能禁止待其氣反然後已至於主治察形證診脉候以辨虛實狂之實者以承氣白虎直折陽明之火生鐵落飲（亦此味）重制肝膽之邪虛者當壯水以制火二陰煎（生地元參麥冬棗仁木通茯苓黃連甘草）之類主之癲之實者以滾痰丸開痰蘇合丸（參遠志龍齒茯神硃砂牛黃）清心丸泄火鬱動虛者當養神而通志歸脾枕中之類主之癇之實者用五癇丸（硃砂真珠雄黃水銀黑鉛蜜丸）以攻風控涎丸以瀉火虛者當補助氣血調攝陰陽養營湯河車丸之類主之狂癲癇三症治法大旨不越乎此今如肝風痰火者苦辛以開泄神虛火炎者則清補並施肝胆厥陽風火旋逆者以極苦之藥折之神志兩虛者用交心腎法勞神太過者宗靜以生陰意為斂補鎮攝方案雖未詳備而零珠碎玉不悉堪為世寶或醫者惟調理其陰陽不使有所偏勝

則鬱熱自消而神氣得反其常焉矣

衄

血行清道從鼻而出古名曰衄與濁道之吐咯者不同清道即指至高之分由山根以上睛明之次而來也其穴乃手足太陽足陽明陰陽蹻五脈之會及衝脈交會其間可見諸經皆足為衄不獨肺胃而然諸書雖已詳明惟景岳辨之尤切但衄之為患總由乎火分為六淫之变化内因五志之掀騰氣血自為錯乱陰陽為之相乖天人交感之处虛实攸分矣若風寒壅盛於經陽氣鬱而迫營者宜参麻黄桂枝症之大意若温風暑熱怫鬱而動血外溢者用辛凉清润等剂認定經絡之高下若火邪極甚而载血上泛者有苦寒鹹寒之法審其委源之淺深此外因主治法也至於煩冤曲運耗及木火之营肝臓厥陽化火風上灼

者甘鹹柔娩理所必需多勞過慾病及天一之真陽浮引陰血以冒上竅者滋潛厚味法洋峻補血脫則挽回元氣格陽則導火歸源因濕用和陽消毒之劑因勞力則培中益下之方此內因主治法也學者惟審內外兩因庶乎施治無誤矣

疝

經云任脈為病男子內結七疝女子帶下瘕聚又督脈生病從少腹上衝心而痛不得前後為衝疝又曰脾傳之腎病名曰疝瘕又曰三陽為病發寒熱其傳為癩疝又曰邪客於足厥陰之絡令人卒疝暴痛此素問言諸經之疝也又經脈等篇云足陽明之筋病㿗疝腹筋急足太陰之筋病陰器紐痛下引臍兩脇痛足厥陰之經筋病陰器不用此靈樞言諸經之疝也後人因有筋水狐癩氣血寒七疝之名其主治有各專方立法可謂大備然其中不無錯雜之處終非可訓之定法惟仲景先生獨以寒疝名其所出三方亦以溫祛寒調營補血為主並無雜入氣分之藥而子和治法又以辛香流氣為主謂肝得疏泄而愈矣其金鈴虎潛諸法可謂

發前人所未發故疝病之本不離乎肝又不越乎寒以肝脈絡於陰器為至陰之
臟足太陽之脈屬腎絡膀胱為寒水之經故仲景所云寒疝腹中痛逆冷手足
不足腹滿脈弦而緊惡寒不欲食繞臍痛及脇痛裡急是內外皆寒氣作主之也
後界限其烏頭二方專以破邪治標為急虛實在所不論是急則治標之義也
其當歸羊肉一方專以補虛散寒為主故以當歸羊肉辛甘重濁溫煖下元而不
傷陰佐以生薑隨血肉有情之品引入下焦溫散沍寒是固本不治標也子和所
云疝不離乎肝者以疝病有陰囊腫脹或痛而裡急筋縮或莖中作痛或牽
引睾丸或少腹攻衝作痛或號笑忿怒而致此皆肝經脈絡之現症其金鈴散
一法以泄肝散逆為主故以川楝導膀胱小腸之熱元胡和一身上下諸痛以肝主疏

泄瀉也其所取虎潛一法以柔緩導引為主故方中用虎骨熄肝風壯筋骨羊肉龜板補髓填精佐以地黃補腎當歸補肝使以陳皮利氣疏肝芍藥通肝調營是治肝而顧及於腎也及丸先生治痿之法又更有進焉者其旨以暴痿多寔久痿多虛為痿病之大綱其餘隨症施治如氣墜下結者以鹿茸鹿角升陽為主其脹結有形甚於下者宗丹溪通陽泄濁為治其大腸腑濕熱鬱結不通者用柔苦制熱反佐辛熱以開血中鬱痹為主其寒濕下墜太陽之裡膀胱之氣不和二便不為通利者五苓散加減通太陽膀胱為主其濕熱久聚氣墜少腹陰囊者用控涎丹濬川丸等通痹通腑分消苦辛甘化風法為主如下焦陰陽兩虛者用有情溫通以培生氣苗通補熄風為主而先生於治痿之法可謂無盡病情諸法備矣

仲景又有狐疝一方究非王道之品亦不具贅

頭風一症不出於風寒内火氣逆諸症而火證猶甚凡屬大症豈可不察

頭痛

頭為諸陽之会與厥陰肝脉会於巔諸陰寒邪不能上逆為陽氣窒塞濁邪得以上據厥陰風火乃能逆上作痛故頭痛一症皆由清陽不升火風乘虚上入所致凡先生於頭痛治法亦不外此如陽虚濁邪阻塞氣血瘀痹而為頭痛者用虫蟻搜逐血絡宣通陽氣為主如火風变動與暑風邪氣上鬱而為頭痛者用荷叶丁茶蔓荆山梔等辛散輕清為主如陰虚陽鬱而為頭痛者用仲景復脉湯甘麦大枣湯法加膠芍牡蛎鎮摂益虚和陽熄風為主如厥陽風木上冒巔内風而為頭痛者用首烏柏仁穞豆甘菊生芍杞子輩熄肝風滋腎液為主一症而條分縷析如此詳明可謂手法兼到者矣

頭風一症往往來去而表寒之業中清火之藥固已愈風火壯症或有寒之邪犯腦或有風寒外束則溫散之法固不可略而外搽之法尤當博考也

雜證明辨篇 下

心痛

厥心痛一症古人辨論者多且精矣茲不復贅但厥心痛與胃脘痛情狀似一而症實有別世人因内經胃脘當心而痛一語往往混而視之不知厥心痛為五臟之氣厥而入心胞絡而胃實與也則心痛與胃痛不得不各為一門今先生案中聞雷被驚者用逍遙散去柴胡加丹皮鈎藤治之以其肝陽上逆不容升逆為之養血以平調也積勞傷陽者用炒鹿桂姜桃仁半夏治之以其勞傷血痹無往破氣為之通絡以和營也脾厥心痛者用良姜姜黃茅术丁香草菓厚朴治之以其脾寒氣厥病在脈絡為之辛香以開通也重按而痛稍衰者用人參桂枝川椒吳萸白蜜治之以其心營受傷攻劫難施為之辛甘以化陽也方案雖未全備然

其窩病之因，製方之巧，無不一一破的，果能舉一反三，其義寧有盡乎。

心痛、胃痛雖是二病，然心痛絕少，而胃痛極多，亦有因胃痛而及心痛者，故此症古人不分兩項，醫者細心求之，自能辨其輕

胃痛

陽明乃十二經脈之長其作痛之因甚多蓋胃者匯也乃衝繁要道爲患最易虛邪賊邪之乘機竊發其間消長不一習俗辛香溫燥之治斷不容一例而漫施然而是病其要何在所云初病在經久病入絡以經主氣絡主血則可知其治氣治血之當然也凡氣既久阻血亦應病循行之脈絡自痺而辛香理氣辛柔和血之法實爲對待必然之理又如能食病甚得食痛緩之類於此有宜補不宜補之分也若素虛之體時就煩勞水穀之精微不足以供其消磨而營氣日虛脈絡枯澀求助於食者甘溫填補等法所宜頻進也若有形之滯堵塞其中容納早已無權得助而爲實之攻之逐之等劑又不可緩也此之溫通法從乎善

煖喜凉滿痞之殊，詢其便澁（便滑）便溏，至於飲食（傳）必吞酸食滯，當噯腐厥氣乃散。漫無形，瘀傷則定而有象，蚘蟲動擾當嘈痛而吐沫，痰濕壅塞必善吐而脈滑。營氣兩虛者不離乎體疎，動悸肝陽衝犯者定然煩渴而嘔逆，陷邪之勢其來必速斷。

治胃痛之方大約不外此，但痛必有分新內積不宜補，補而用人參宜多，痛久則虛必當用補，此等之

俱為太過火之患，由漸而劇也。

脇痛

脇痛一症多屬少陽厥陰傷寒脇痛皆在少陽胆經以脇居少陽之部雜症脇痛皆屬厥陰肝經以肝脉布於脇肋故仲景旋覆花湯河間金鈴子散及先生辛溫通（歸桂姜[illegible]）絡甘緩（炙甘[illegible]大棗[illegible]）理虛溫柔通補辛泄宣瘀等法皆治肝著脇痛之劑可謂曲盡病情諸法畢備矣然其症有虛有熱有寒有實不可概論苟能因此擴充再加詳審則臨症自有據矣

腹痛[illegible]
積滯[illegible]
凡藥[illegible]
方恐不足以愈[illegible]
病也[illegible]

腹痛

腹處乎中痛因非一須知其無形及有形之爲患而主治之機宜已先得其要矣所謂無形爲患者如寒凝火鬱氣阻營虛及夏秋暑濕痧𤸷之類是也所謂有形爲患者如蓄血食滯癥瘕蛔蟯內疝及平素偏好成積之類是也審其痛勢之高下辨其色直脈之衰旺細究其因確擬何經大都在臟者以肝脾腎爲主在腑者以腸胃爲先夫臟有賊尅之情非比腑病而以通爲用也此通字勿執攻下之謂古之建中湯理中湯三物厚朴湯及厚朴溫中湯各具至理者先生用古若通陽而泄濁者如吳茱萸湯及四逆湯法清火而泄鬱者如左金丸及金鈴散法開通氣分者如四七湯及五磨飲法宣攻營絡者如山甲桃仁歸鬚韭根之劑及下瘀血湯法緩而和者如芍甘湯加減及甘麥大棗湯法柔而

腹痛挾不離乎腸胃

通者如蓯蓉、杞子、肉桂、當歸之類。及後脈加減法，至於食滯消之，蚘擾安之，癥瘕理之，內症平之，病機之候以芳香宣之，偏積之類究其原而治之，是皆先生化裁之法也。若夫瘍科、內癰、婦科四症兼患是病者，更於各門兼參其法而用之，則無遺蘊矣。

肩臂背痛

以上并入痛風症不必另立一門

肺朝百脈。肺病則不能管攝一身。故肺俞（何涉）為痛。即肩背作痛。又背為陽明之府。陽明有病。不能束筋骨。利機關。即肩垂背曲。至於臂。經絡交會不一。而陽明為十二經絡之長。臂痛亦當責之陽明。但痛有內外兩因。虛實迥異。治分氣血二致。通補攸殊。以營虛脈絡失養。風動筋急者。不受辛溫。當做東垣舒筋湯之意。佐以活絡丹。勞倦傷陽。脈絡凝塞。肩臂作痛者。以辛甘為君。佐以循經入絡之品。陽明氣衰。厥陰風動。右肩痛麻者。用枸杞、歸身、黃芪、羚羊、桑枝膏。為陽明厥陰營氣兩虛主治。血虛風動者。因陽明絡虛。受肺臟風陽之擾。用首烏、枸杞、歸身、胡麻、柏子、刺蒺等味。以柔甘為溫養。失血背痛者。其虛亦在陽明之絡。用人參、歸身、棗仁、白芍、茯神、炙草以

痛宜於肩胛此着痺之類如用外治之藥滚之擦之亦藥上取效也

填補陽明。若腎氣上逆，則督虛為主病，宜用奇經之藥（其八奇經）以峻補真陽，丞於口鼻吸受寒冷，阻摒氣隧，痛自胸引及背者，宗《內經》諸痛皆寒之義，以溫藥兩通氣血。更有古法，如防風湯散肺俞之風，指迷丸治痰流臂痛，控涎丹治流痹牽引，此皆從實症而治，所謂通則不痛也。醫者不拘守一法，洞悉病源，運巧思以製方，而技於是進。

腰腿足痛

腰者腎之腑。腎與膀胱為表裏。在外為太陽。在内屬少陰。又為衝任督帶之要會。則腰痛一症。不得不以腎為主病。然有内因外因。不内外因之别。舊有五辨。一曰陽虚不足。少陰腎衰。二曰風痺風寒。濕着腰痛。三曰勞役傷腎。四曰墜墮損傷。五曰寢卧濕地。其説已詳。而景岳更增入表裏虚實寒熱之論。尤為詳悉。夫内因治法。腎臟之陽有虧。則益火之本。以消陰翳。腎臟之陰内奪。則壯水之源。以制陽光。外因治法。寒濕傷陽者。用苦辛温以通陽泄濁。濕鬱生熱者。用苦辛以勝濕通氣。不内外因治法。勞役傷腎者。以先後天同治。墜墮損傷者。辨傷之輕重與瘀之有無。為或通或補。若夫腿足痛。外感者惟寒濕、濕熱、濕風之流經入絡。經云傷於濕者下先受之故，當以治濕爲主，其間佐溫、佐清、佐散，隨症以製方。内傷則不外肝脾腎三者之虚，或補中，或填下，或養肝，隨病以致治。古來治腰腿足痛之法，大畧如此也。然審症必如燃犀燭怪，用藥尤精，以芥拾耶。今閲案中飲酒便溏，遺精不已，腰痛麻木者，他人必用滋填固澀等藥，先生斷爲濕凝傷脾腎之陽，用苓、桂、朮、姜湯以驅濕痹。有老年腰痛者，他人但撮幾味腰痛藥（通用補）腎藥以治，先生獨想及奇經之脉，隸於肝腎，用血肉有情之品，鹿角、當歸、蓯蓉、薄桂、小茴以溫養下焦。有痛着右腿肌肉不腫，入夜勢篤者，先生斷其必在筋骨，邪流於陰，用歸鬚、地龍、山甲、細辛，以辛香苦溫入絡搜邪。有兩足皮膜抽之則痛者，似乎風濕等症，先生斷其厥陰犯陽明，用川楝、延胡、歸鬚、桃仁、青皮、山梔，以疏泄肝臟。有能食則痛，兩足骨骱皆痛者，人每用疏散攻劫先生宗陽明虛不能束筋骨意用參姜朮桂湯以斡旋陽氣種種治法非凡手所及要之治病固當審乎虛實更當察其虛中有實實中有虛使第虛者補而實者攻誰不知之潛玩方案足以補後人之心智也豈淺鮮哉

是看者之邪操以外攻內經有脈痿論一篇亦以脈絡不足為痿病也

既有瘙痺頭
瘡瘍門[illegible]
則諸痛之不[illegible]
乎此又有諸痛
一門則前所列
不在諸痛之[illegible]
耶乃舉中之[illegible]
前所載之症何也
編者看之[illegible]如
此爲內經有[illegible]
痛一論則從論[illegible]
之所患[illegible]
以明人身氣血
正非若此等[illegible]一
痛症[illegible]

諸痛　病在何處即有本門，不必又立諸痛門

經云：諸痛癢瘡皆屬於心。夫心主君火，自當從火而論矣。此乃但言瘡耳，若瘍科之或癰或疽，則有陰有陽，不可但執火而論矣。又如舉痛論中所言十四條，惟火留小腸一條則主乎火，其餘皆主乎寒客，故諸痛之症，大凡因於寒者十之七八，因於火者不過十之二三而已。如欲辨其寒熱，但審其痛處，或喜寒惡熱，或喜熱惡寒，斯可得其情矣。至於氣血虛實之治，古人總以一通字立法，已屬盡善。此通字勿誤認爲攻下通利講，所謂通其氣血則不痛是也。然必辨其在氣分與血分之殊。在氣分者，但行其氣，不必病輕藥重攻動其血；在血分者，則必兼乎氣治，所謂氣行則血隨之是也。若症之實者，氣滯血凝，通其氣而散其血則愈；症之虛者，氣餒不能充運，血衰不能滋榮，治當養氣補血，而兼

宗運於補法，此乃概言其大綱耳。若夫諸痛之症，所緒甚繁，内因七情之傷，必先臟腑而後達於肌軀；外因六氣之感，必先肌軀而後入於腑臟，此必然之理也。在内者考内經圖，在外者凡經絡圖，其十二經游行之部位，手之三陰從臟走手，手之三陽從手走頭，足之三陰從足走腹。凡調治立方，必加引經之藥，或再佐以外治之法，如鍼灸砭刺，或敷貼熨洗，或按摩導引，則尤易奏功。此外更有跌打内挫、瘀血癥積、聚瘕蚘蟯、痧痺疝脹、中惡諸痛，須辨明症端，不可混治。今凡各門痛證諸案，良法俱難以概敘，若撮其大指，則補瀉寒溫，惟用辛通宣通，不用酸寒斂澀以留邪，此已切中病情。然其獨得其奇，尤在乎治絡一法。蓋久痛必入於絡，絡中氣血虛實寒熱，稍有留邪，皆能致痛，此乃古人所未及詳言，而先生獨能剖析明辨，都以此垂訓後人，真不愧為一代

之明鑒矣

耳

腎開竅於耳，心亦寄竅於耳。胆絡脉附於耳。体虚失聰，治在心腎；邪干竅閉，治在胆經。蓋耳為清空之竅，清陽交会流行之所。一受風熱火鬱之邪，与水衰火实，腎虚實、腎虚氣厥者，皆足失聰。故先生治法不越乎通陽鎮陰、益腎補心、清胆等法，使清静灵明之氣上走空竅，而听斯聰矣。如温邪、暑熱、火風侵竅，而為耳聾痛脹者，用連翹、山梔、薄荷、竹叶、滑石、銀花，輕可去实之法，輕清泄降為主。如少陽相火上鬱，耳聾耳脹者，用鮮荷叶、丁茶、青菊、夜枯、蔓荆、山梔、羚羊、丹皮，辛涼味薄之藥，清少陽鬱熱，兼清氣熱，為主。如心腎兩虧，肝陽亢逆，与內風上旋蒙竅，而為耳鳴暴聾者，用熟地、龟甲、二冬、鎖陽、沉香、牛膝、秋石、磁石、山萸、白芍，味厚質重之藥，壯水制陽，填陰鎮逆，佐以酸味入陰，鹹以和

耳聾之法多端，然大既不过清上鎮下二条，案中方極穩妥。至于外治之法及[illegible][illegible]等病，則不可不知也。

陽為主因症施治法虛法實直如庖丁之導窾矣

目

眼科一症，古有五輪八廓、七十二問之辨，傅氏又分為一百零八症，因名目太多，徒滋惑亂。至於見症，楊仁齋已備論其義，景岳但論陰陽虛實，皆按標本施治，不可紊亂。經云五臟六腑之精華皆上注於目。又云目者肝之竅也，肝與胆為表裡，肝液胆汁充足，目乃能遠視，故無論外感與內症，皆與肝膽有關係也。夫六淫之邪，惟風火燥居多，其皆並燥者，亦有內熱之症，肝胆心腎為多，他臟六腑有之。若夫論治，則外感之症必有頭痛，皆兼鼻塞、筋骨痠疼、脈見浮數，或浮洪，一切表症，方可清散。至於內因之症，有虛實之殊。實者，肝胆之風熱盛也。凡暴赤腫痛、脹悶難開、翳膜眵淚、澀滯作癢、斑瘡入睛，皆實症也，当除風散熱。虛者，腎經之水火衰也。凡久病痛昏暗、青盲、雀目、內障昏朦，五色花翳，迎風淚出，皆虛候也。治宜壯水益火。若陰血虧少而風熱未盡，則當察其緩急，相參而治。若久服寒涼，虛陽轉盛，則當補以甘溫，甚者反佐之。至於紅色淺淡而紫者為虛熱，鮮深而赤者為實熱，瞳神內湧，白睛帶赤者為熱症；瞳神青綠，白睛枯槁者為寒症；腫脹紅赤，眼珠刺痛，夜則尤甚，目不能開而視物猶見者，為邪火熾盛；若白翳遮睛，珠不甚痛，或全不痛，目仍能開而視物不見者，為真火不足。當細察其形症色脈，因症而用藥，此治之大法也。若目久失調，致氣血凝滯，火熱壅結而為赤腫腐爛，翳膜遮蔽，致成外障，譬之鏡受污垢，必當濯磨，須用點藥。若但服藥，必不能愈。至於內障之症，但宜服藥，倘用點藥，徒傷其氣血，必無益而有損。更當知目眥白珠屬陽，故晝痛，點苦寒藥則可效；瞳子黑睛屬陰，故夜痛，點苦寒藥則反劇。是外治之法亦當以陰陽區別也。若夫偏正頭風，虛氣虛痛者，朝重暮輕；血虛痛者，朝輕暮重。亦有外感內因之別。此症當以補養正氣為主，略兼治表。備概以風柱而論者，於表散最易損目。更有肝陰虧耗，木火上炎，頭痛惡心，眉稜骨痛，不欲飲食，眼胞紅腫，睛珠刺痛，眵淚如膿，白睛如鮮，目珠上竄不下，不得寤寐。甚則巔頂腦後如破如裂。此內發之風也。夫肝為木，木主風，甚至化風。其體必本陰虧，男子或有遺精白濁、腸風痔漏、下血等疾，女子或犯淋帶崩漏諸症。此係陰虧陽升，內風沸起，大忌發散，宜用育陰熄風、柔肝滋腎等法，或可救十中之四五。凡羌活、防風、川芎、細辛、藁本、升麻等藥，皆不可用。倘或失治，必致膏傷低陷，青黃膜出，鼓成痼疾，而不可救者。是科者不可不留意也。葉先生雖非眼目專科，凡其案內諸法，真補前人之未備。按之慣用苦寒升散及（概）點用點藥者，不啻如霄壤

之殊矣。學者當細心而參玩之

鼻

此等方[illegible]大概[illegible]理無實[illegible]往往無效所以[illegible]貴[illegible]

經云肺和則鼻能知香臭矣又云胆移熱於腦令人辛頞鼻淵蓄爲衄衊瞑目是知初感風寒之邪久則化熱熱鬱則氣痹而塞矣治法利於開上宣鬱如蒼耳散防風通聖散川芎茶調散菊花茶調散等類先散則佐以荷邊丁茶蔓荊連翹之屬以治之此外感宜辛散也而其宜清涼者如腦熱鼻淵用羚羊山梔石膏滑石夏枯艸青蒿葉苦丁茶等類苦辛涼散鬱之法也久則當用鹹降滋填如虎潛減辛再加鎮攝之品其有精氣不足腦髓不固淋下無腥穢之氣者此勞怯根萌以天真丸主之此就案中大概而言之也然症候錯雜再當考前吳之法而治之

牙

牙症不外乎風火蟲虛，此但言其痛也。其他如牙宣、牙𧏾、牙菌、牙疔、牙癰、穿牙毒、骨槽風、走馬牙疳之類，皆由於濕火熱毒蘊結牙床，須分上下二齒，辨明手足陽明及少陰之異，又当察其專科而任之。

走馬牙疳之證，上攻迅如走馬，或痘毒上攻，則牙齒蝕爛，蓋齒屬腎之患，受其疳火上炎，致口臭齒黑，甚則牙齦腐爛，唇吻腫痛，可治；重則牙齦蝕落，腮頰透爛，不治。未透爛者，用馬鳴散：人中白（煅）、蚕退紙（如無，殭蚕代之）、五倍子（半生半煅）、白礬（半枯半生）、硼砂（半生半煅）各等，為散。先以青布蘸水拭淨，然後吹藥。

咽喉

內經曰一陰一陽結謂之喉痹。一陰者手少陰君火心之脈氣也。一陽者手少陽相火三焦之脈氣也。夫二經之脈。并絡於喉。故氣熱則內結。結之甚則腫脹。脹之甚則痹。痹之甚則不通而死矣。即今之所謂喉痹。喉風。喉蛾等類是也。夫推原十二經。惟足太陽別下項。其餘皆湊咽喉。然內經獨言一陰一陽結為喉痹者何也。蓋以君相二火獨勝則熱且痛也。愚歷考咽喉湯劑。皆用辛散鹹軟。去風痰。解熱毒為主。如元參升麻湯。聖濟透關散及玉鑰匙。如聖散。普濟消毒飲子。皆急於治標而緩於治本。恐緩則傷人。故以治標為急耳。又嘗考仲景傷寒論。咽喉生瘡等症。每用甘草桔梗半半散及湯為主。一為少陰水虧不能上濟君火。以致咽喉生瘡。不能出聲。故以半夏之辛滑佐雞子清利竅通聲，使以苦酒入陰劫涎斂瘡，桂枝解肌由經脈而出肌表，悉從太陽開發，而半夏治咽痛，可無燥津涸液之患。一為陰火上結而為咽痛，故用生甘草甘涼泄熱，功在緩腎急而救陰液，佐以桔梗開提足少陰之熱邪。如腎液下泄不能上蒸於肺，致絡熱而為咽痛者，仲景又有豬膚一法，潤燥解熱緩中，潤燥解熱、緩中使其陰陽協和而後愈，是固本而兼治標者也。如風火上鬱，陰亏脈數而為咽痛者，先生又有辛涼清上諸法。如咽喉癢痛、氣熱而為咽痛者，又有清肺中氣熱一法。如情志鬱勃，相火上炎而為咽痛者，則又有降氣開閉一法。如腎液不收，肝陽上越而為咽痛者，宗錢氏六味湯。如陰陽交虛，龍相上灼而為咽痛者，宗仲景豬膚湯法。

調經

易曰乾道成男坤道成女女子屬陰以血爲主故女科治法首重調經經常也如潮汐之有信如月之盈虧不愆其期故曰經水又曰月水又曰月信內經云太衝脈盛月事以時下景岳云衝爲五臟六腑之海臟腑之血皆歸衝脈可見衝脈爲月經之本也然血氣之化由於水穀水穀盛則血氣亦盛水穀衰則血氣亦衰是水穀之海又在陽明可見衝脈之血又總由陽明水穀所化而陽明胃氣又爲衝脈之本也故月經之本所重在衝脈所重在胃氣所重在心脾生化之源耳心主血脾統血肝藏血凡傷心傷脾傷肝者均足爲經脈之病內經曰二陽之病發心脾有不得隱曲女子不月其傳爲風消其傳爲息賁者死不治不得隱曲言情欲不遂而病發心脾也風消者發

不消癉。胃主肌肉也。息賁者，喘息上奔，胃氣上逆也。此虽言病發心脾，而实重在胃氣。因心為胃之母，胃為脾之腑也。内经又曰：有病胸脇支滿者，妨於食，病至則先聞腥臊臭，出清液，先唾血，四肢清，目眩，時々前後血，病名血枯。此得之少年時，有所大脱血，若醉入房中，氣竭肝傷，故月事衰少不來也。治之以烏鰂藘茹二物并合之，丸以雀卵，大如小豆，以五丸為後飯，飲以鮑魚汁，利腸中，及傷肝也。此段经文全重在氣竭肝傷四字為道。節之綱領胸脇，肝部也。支滿，肝病也。妨於食，木邪凌土也。病則先聞腥臊臭，脾喜芳香，今脾土為木邪凌虐，病則先聞腥臊，乃肝之腥氣也。出清液，脾虚不能敷化水精也。先唾血，脾傷不能統運營血也。四肢清，陽衰不能傍達四末也。目眩，陽不充而水上溢於经也。前後血，陰受傷而血内溢於络也。血枯，内有乾血，血不為經而結胞门也。良由年少不禁。

氣竭肝傷而致月事衰少或不來也治以烏鰂骨四分取其味鹹走腎性温達肝配以藘茹一分取其辛散内風温去惡血二物并合之功專破宿生新丸以雀卵取其温補助陽且調子臟精血以五丸爲後飯者先藥後飯使藥徐行下焦力貴專功五丸不爲少也飲以鮑魚汁利腸垢和肝傷取其臭穢之味佐烏鰂骨而辟宿積之血也金匱要略言調經之法甚詳後世如王節齋薛立齋諸賢論症透徹用方精切俱可爲程式亦不具贅今觀葉先生案奇經八脈固屬扼要其次最重調肝因女子以肝爲先天陰性凝結易於怫鬱之則氣滞血亦滞木病必妨土故次重脾胃也餘則血虚者養之血熱者凉之血瘀者通之氣滞者疏之氣弱者補之其不治之症直言以告之誠一代之良工女科之明鑑學者當奉爲典型更能参考仲景而下及諸名家自然學業日進登

峯造極知

淋帶

帶下者由濕痰流注於帶脈而下濁液，故曰帶下。婦女多有之。赤者屬熱，兼虛兼火。治之白者屬濕，兼虛兼痰。治之年久不止，補脾腎，兼升提。大抵瘦人多火，肥人多痰，最要分辨。白帶、白濁、白淫三種，三者相似，而迥然各別。白帶者時常流出，清冷稠粘，此下元虛損也。白濁者濁隨小便而來，渾濁如泔，此胃中濁氣滲入膀胱也。白淫者常在小便之後而來，亦不多，此男精不攝，滑而自出也。至於淋症，由腎虛膀胱積熱所致。腎虛則小便數，膀胱熱則小便澁。淋有氣、血、砂、膏、勞五者之殊，皆屬濕熱。氣淋為病小便澁滯，常有餘瀝不盡。血淋為病，遇熱即發，甚則溺血，痛者為血淋，不痛者為尿血。砂淋為病，陰莖中有砂石而痛，溺不得卒出，砂出痛止是也。膏淋為病

溺濁而膏敗精結者為卵也精結散者為膏也又煮海為鹽之義也勞淋遇勞即發也
痛引氣衝也大約帶病也惟女子有之淋濁男女俱有也景岳云婦人淋帶其因有六一心
旌搖也心火不靜而帶下者先當清火也而硃砂安神丸清心蓮子飲之類也若無邪火但
心虛帶下宜秘元煎人參丸茯菟丸之類一欲不遂也而滑泄不固而帶下者宜秘元煎
苓朮菟絲丸濟生固
全鹿丸菟絲丸之類精丸之類也一人為不暢精道逆而為濁為帶者初宜威喜丸久宜固
陰煎之類也一濕熱下流而為濁帶也脈必滑數煩渴多熱也宜保陰煎加味逍遙散若熱甚兼
淋而赤者宜龍膽瀉肝湯也一元氣虛而帶下者宜壽脾煎也七福飲十全大補湯若陽氣
虛寒也脈微澀也腹痛多寒也宜加姜附家韭子丸一脾腎氣虛下陷多帶也宜歸脾湯補
中益氣湯之類也已上淋帶辨症論治彷彿已備也語云鴛鴦繡出從君看莫把金針度

与人。若求宝針暗度，全憑葉葉搜尋。

崩漏必用補澀大劑，而黃黑色之藥大概性熱，劑不足中病。

崩漏

崩乃山冢崒崩。言其血之橫決莫制也。漏乃漏卮難塞。言其血之漫無關防也。經云陰在內陽之守也。氣得之以和。神得之以安。毛髮得之以潤。經脈得之以行。身形之中不可斯須離也。去血過多。則諸病叢生矣。原其致病之由。有因衝任不足損血者。有因肝不藏血者。有因脾不統血者。有因熱在下焦。迫血妄行者。有因元氣大虛。不能收斂其血者。又有瘀血內阻。新血不能歸經而下者。醫者依此類推。倣葉氏用筆豐潤。於崩漏治法無餘蘊矣。

胎前

易曰大哉乾元萬物資始此言氣之始也又曰至哉坤元萬物資生此言形之始也人得父母之氣以生氣生形即寓此乾坤之氣也兩儀既判五行斯彰故天一生水水屬腎腎臟先生地二生火火屬心心又次生天三生木木屬肝肝又次生地四生金金屬肺肺又次地天五生土土屬脾脾又次生然有六淫之感七情之傷姙婦本氣有強弱小兒胎元有靜躁安胎之法不可不講如惡阻胎淋胎暈胎腫胎懸及漏胎等症古人合六之法講求不後遺今九叶先生論胎前大旨以涼血順氣為主而肝脾胃三經尤為所重因肝藏血以護胎肝血失榮胎無以蔭矣肝主升肝氣橫逆胎亦上衝矣胎氣繫於脾如寄生之托於苞桑蔦與女蘿之施於松柏脾氣過虛胎無所附墮滑難免矣至於胃為水穀之海

姙婦全賴水穀之精華，以養身護胎，故胃氣爲兵家之餉道，不容一刻稍緩也。其體有邪則去邪，有火則治火，陰虛則滋清，陽虛則溫補，隨機應變，無所執著。學者更宜引而伸之，觸類而通之，安胎之法，可一以貫之，無餘蘊矣。

產後

金匱要略曰新產婦人有三病一者病痙二者病鬱冒三者大便難新產血虛多汗出喜中風故令病痙亡血復汗寒多故令鬱冒亡津液胃燥故大便難心典云血虛汗出筋脈失養風入而益其勁此筋病也亡陰血虛陽氣遂厥而寒復鬱之則頭（眩）而目瞀此神病也胃藏津液而滲灌諸陽亡津液胃燥則大腸失其潤而大便難此液病也三者不同其為亡血傷津則一故皆為產後所有之病即此推之凡產後血虛諸症可心領而神会矣時璐玉云產後元氣亏損惡露乘虛上攻眼花頭暈或心下滿悶神昏口噤或痰涎壅盛者急用熱童便主之或血下多而暈或神昏煩亂者芎歸湯加人參澤蘭童便兼補而散之又敗血上衝有三或歌舞談笑或怒罵坐

陽。甚則踰牆上屋。此敗血衝心，多死，用花蕊石散，或琥珀黑龍丹，如雖悶亂不致顛狂者，失笑散加鬱金。若飽悶嘔惡，腹滿脹痛者，此敗血衝胃，五積散，或平胃加姜桂，不應，送來復丹。嘔逆腹脹。血化為水者，金匱下瘀血湯。若面赤嘔逆欲死，或喘急者，此敗血衝肺，人參蘇木。甚則加芒硝蕩滌之。大抵衝心者十難救一，衝胃者五死五生，衝肺者十全一二。又產後口鼻起黑色而鼻衄者，是胃氣虛敗而血滯也。急用人參蘇木。稍遲不救。丹溪云：產後當大補氣血，即有雜症，以末治之。一切病多是血虛，皆不可發表。景岳云：產後既有表邪，不得不解；既有火邪，不得不清；既有內傷停滯，不得不用消導。不可偏執。如產後外感風寒，頭痛身熱，便實中滿，脈緊數洪大有力，此表邪實症也。又火盛者，必熱渴躁煩，或便結腹脹，口鼻舌焦黑，酷喜冷飲脹脹作痛，溺秘，脈洪滑，此内熱實症也。又或因產過食，致停蓄不散，此内傷實症也。又或暴怒動肝，胸脇脹痛，大便不秘，脈弦滑，此氣逆實症也。又或惡露未盡，瘀血上冲，心腹脹滿，疼痛拒按，大便難，小便利，此血逆實症也。遇此等實症，若用大補，是養虎為患，誤矣。以上四家之論，俱屬產後治病扼要處，學者當細心體察。再參乃葉先生醫案，更之博考群書，以治產後諸病，易如反掌矣。否則如肋之視，不足以有明也。如跛之履，不之以与行也，焉得稱司命哉。

婦人善病。而病由産後者爲更多，亦爲更劇。産後氣血大虧。内而七情，外而六氣。稍有感觸，即足致病。使治之失宜，爲患莫測。朱丹溪曰：産後以大補氣血爲主，雖有他病，以末治之。此語固爲産後症之宗旨。而症實多端。論其常，未盡其變也。醫者惟辨手脈候，以明内外之因；審手陰陽，以別虚實之異。病根透徹，而施治自效。慎毋以逐瘀爲了事。亦毋以温補爲守經。今孔先生案中，凡内外之實症，未嘗不用攻治之劑。然如敗濁昏亂，有似惡露衝心者，先生則曰陰氣下泄，陽氣上冒，從汗（亡陽）出譫語，例爲救逆法。如少腹衝及心脘。痛而脹滿，有似肝氣犯胃者，先生則曰産後下虚，厥氣上攻，惟用柔陽之劑。如頭痛汗出煩渴，有似感冒風寒者，先生則曰用泄則傷陽，辛散則傷陰，從仲景新産鬱冒之治以立方。至於奇經八脈，爲産後第一要論領。蓋八脈麗於下，産後陰分一傷，而八脈自

失所，以溫補鎮攝在所必先。無奈（条）世人罕知，即有一二講論者，終屬影響模糊。惟先
生於奇經之治，條分縷析，盡得其精微。如衝脈為病，用紫石英以為鎮逆；任脈為病，
用龜板以為靜攝；督脈為病，用鹿角以為溫煦；帶脈為病，用當歸以為宣補。凡用奇經
之藥，無不如芥投針。若夫外因為病者，風溫入肺，用葦莖湯甘寒淡滲以通肺氣；畏寒
腹痛，用當歸桂枝湯辛甘化陽以和營衛；暑氣上干，則陰虛易卒病暑，暑邪易客，氣清上，
勿致礙下，便易理邪；必脾（溫）傷脾陽而飲邪阻氣，用苦溫淡滲之品，苓朮湯治其蒸化；
燥而胃阻腸痹，用首烏、麻仁、麥冬、花粉清滋潤燥之劑治之；其乘陰虛而入營中，則
忌表散清熱，惟育陰可以除熱；更如邪入營絡而成瘧疾，不得發汗攻補，當以輕法和解
為主。要之，先生於內因之症，一一尋源探本，非同俗手漫說補虛；於外因之端，種種

治病本無方，此何勞瘠之丸一方以治百病者，原不得以庸目之也。

審變達權，不以產後自爲荊棘，惟讀書多而胸具靈機，故於丹溪、東垣二家尤爲神化矣。[illegible]此所謂知其要者，一言而終；不知其要者，流散無窮也。案中諸症甚多，學者果已悟到，則一以貫之矣。

癥瘕

夫癥者徵也。血食凝阻。有形可徵。一定而不移。瘕者假也。臟氣結聚。無形成假。推之而可動。昔有七癥八瘕之說。終屬強分名目。不若有形無形之辨爲的的也。二症病在肝脾胃與八脉。亦與有責。治之之法。即從諸經。再究其氣血之偏勝。氣虛則補中以行氣。氣滯則開鬱以宣通。血衰則養營以通絡。血瘀則通絡以攻痺。此治癥瘕之大畧。古方甚多。而葱白丸。烏鷄煎丸。尤爲神效。癥瘕之外。更有痃癖腸覃石瘕內疝等症。古人論之已詳。茲不必贅。今參先生方案。如營傷氣阻者。於益營之中佐通泄其氣。如絡虛則脹。氣阻則痛者。以辛香苦溫入絡通降。又如肝胃兩病者。以泄肝救胃。肝胃脾同病者。則扶土制木。肝臟之氣獨鬱不宣者。辛香專治其氣。血痺絡迸失和者。辛柔專理其血。病由衝任損及肝胃之逆亂者仍從肝胃兩經主治以疏降溫通凡此悉具机法服藥不妄投擬之治癥瘕之要用攻法宜緩宜當用補法忌濇忌呆上逆則疏肝脈衝病之源頭下垂則究中氣陰邪之衰旺吞酸吐水必當剛藥液枯腸結當祖滋營再辨脈象之神力形色之枯澤致病之因由則治法自然無誤矣

熱入血室

考熱入血室。金匱有五法。第一条主小柴胡，因寒熱而用，虽經水適斷，急提少陽之邪，勿令下陷為最。第二条傷寒發熱，經水適來，已現晝明夜劇，譫語見鬼，恐人誤認陽明實病，故有無犯胃氣及上二焦之戒。第三条中風寒熱，經水適來，七八日脉遲身涼，胸脇滿如結胸狀，譫語者，顯無表症，全露熱入血室之候，自当急刺期門，使人知針力比藥力尤捷。第四条陽明病，下血譫語，但頭汗出，亦為熱入血室，亦刺期門，汗出而愈。仲景無非推廣其義，教人当知通變。第五条明其一症，而有別為害，如痰潮上脘，昏冒不知，当先化其痰，後除其熱，葉語所謂急者先除也。乃今人一遇是症，不辨熱入之輕重，血室之盈虧，遽与小柴胡湯，貽害必多。要之熱甚而血瘀者，与桃仁承氣及山甲、歸尾之屬，血舍空而熱陷者用犀角地黄湯加丹參木通之屬表邪未盡而表症仍兼者當合于和解熱格而清藥過度損氣机致鈍者不妨借溫通爲便血結胸有桂枝紅花湯參入海蛤桃仁之治昏狂甚進牛黄膏調入清氣化結之煎再見案中有氣血燔蒸之玉女法甚陰傷有育陰養氣之復脈法又有護陰滌熱之緩攻法先聖備矣其治模条分縷析學者審症製方慎毋拘于常於一法也

醫學實在易　表證條　裏證條　寒證條　熱證條　實證條　虛證條

擬補徐靈胎診脈論詩

徽茫指下最難知，條緒尋來悟治絲。舊訣七表八裡九道共二十四字，李士材新增共二十七字，愈多則愈亂也。試觀治絲者，必得其頭緒，而始有條不紊。三部分持成定法，謂寸關尺三部。八綱易見是良規。浮沉遲數大細長短八字，顯而易見。起四句總提切脈之大綱。

胃資水穀人根本，三部俱屬於肺，而肺受氣於胃。土具沖和脈委蛇。不堅直而和緩也，脈得中和之生氣如此，此以察胃氣為第一要。臟氣全憑生尅驗，審臟氣之生尅為第二要，如脾病畏弦木尅土也，肺病畏洪火尅金也，反是則與臟氣無害。天時且向逆從窺。推天運之順逆為第三要，如春氣屬木脈宜弦，夏氣屬火脈宜洪之類，反是則與天氣不應。

陽浮動滑大兼數，仲景以浮大動滑數為陽，凡脈之有力者俱是。陰濇沉弦弱且遲。仲景以沉濇弱遲弦為陰，凡脈之無力者皆是。此又提出陰陽二字，以起下四句辨脈病之宜忌，為第四要。外感陰來非吉兆，外感之症，脈宜浮洪，而反細弱，則正不勝邪矣。內虛陽現實堪悲。

脫血之後脈宜靜細而反洪大則氣亦外脫矣須知偏勝皆成病偏陽而洪大偏陰而細弱皆病脈也忽變非常即怫鬱舊訣有雀啄屋漏魚翔蝦遊彈石解索釜沸七怪之說總因陰陽離決忽現出反常之象要語不煩君請記脈書鋪敘總支離病之名有萬而脈象不過數十種且一病而數十種之脈無不可見何能診脈而即知為何病耶脈書欺人之語最不可聽

太陽表證詩

脈浮頭痛項兼強發熱憎寒病太陽自汗桂枝湯對證喘身疼無汗主麻黃湯

陽明表證詩

二陽燥氣屬陽明經腑熱在經白虎湯在腑承氣湯分歧另細評不在表證之內即此鼻乾不得卧目疼身熱葛根清

少陽表證詩

少陽相火主柴胡。口苦耳聾脇痛俱。人説能和半表裏，誰知功在轉其樞。（內經云少陽為樞。）

感冒詩

四時感冒客邪侵。寒熱頭疼嗽不禁。解散香蘇飲微取汗。須知病淺勿求深。

瘧疾詩

寒熱循環有定時。瘧成權在少陽司。熱多陽亢邪歸胃。（少陽兼陽明熱多寒少或但熱不寒）寒盛陰生病屬脾。（少陽兼太陰寒多熱少或但寒不熱）開手二陳平胃屬。收功六君子補中益氣湯規。更間腎氣丸多效。三陰瘧三日一發五更時以薑湯送下、腎氣丸三錢一月可效、薑术同煎效更奇。

瘟疫詩

瘟疫於今重達原。檳榔二錢、草果甘草各五分、厚樸芍藥黃芩知母各一錢、名達原飲、休循（徇）吳氏吳又可達原飲、若燥煤陰服之先潤汗源、不能作汗而解、一偏言。鼻傳穢氣黃涎吐、經受時邪壯熱煩。謂但熱而煩也、敗毒散藿香正氣散分兩道。散邪人參敗毒散散邪解穢方也、今邪從經絡解、藿香正氣散解穢方也、今邪從口鼻解、各當門。防風通聖散神方外。表症未解裏證又急、必用此散以兩解之、白虎三承虛實論。熱渴自汗表裏不實者白虎湯、大便不通者三承氣湯、

盜汗自汗詩

古云盜汗屬陰虛，自汗陽虛衛外疎（陽氣衛外而為固）。陰虛則六黄湯，陽虛术附（等湯）。互根（陰陽互根，其旨甚妙）當究五車書。

歷節風詩

關節劇疼歷節風，方書五積散神功，若投温燥還增病，乾葛知冬藤（金銀花一名忍冬藤）羊藿（淫羊藿）充（葉天士本草經解注云：淫羊藿浸酒治偏枯）。

痺詩

閉（痺者閉也）而為痛痺斯名，五積散温通（通則不痛）古法程，二术二陳祛濕外，黄芪五物湯妙而精。

鶴膝風詩

膝頭獨大鶴同形三氣（風寒濕）相因腳部停五積服完白芥傳十全（大補湯）加味妙溫經

腳氣詩

腳腫原因濕氣來雞鳴散劑勿徘徊乾（乾腳氣症不腫而頑麻拘急）宜四物加蒼澤腎氣丸平逆上災

暑症詩

暑症心煩脈已虛溺紅熱渴自欷歔輕宜天水（散又名六一散）從便去重則香薷飲取汗除白虎沃焚徵鉅效（大汗大渴不止者白虎加人參湯）理中救逆鑒前車（夏中伏陰在內多霍乱吐瀉症渴者五苓散不渴理中湯聖法也余目擊時醫鄭培齋自患吐瀉症上午服藿香正氣散傍晚大汗淋漓而斃可為

前車之鑒，若用急理中湯尚可救之。有云脉冷為挾濕，方見東垣李氏書。東垣十書有蒼朮白虎湯

濕症詩

四肢重痛大便溏，頭亦重兮濕氣傷。藥用二陳湯加入蒼

白朮，須求金匱再參詳。

腫症詩

腫成手按論紛紛，按之窅而不起為氣腫，即起為水腫。張景岳又反其說水氣同源不必分。氣滯水亦滯，氣行水亦行。六部浮沉皆表裏，五皮飲、授受語慇懃。出華元化中藏經

小青龍湯真武湯，功崇本附子麻黃附子甘草湯麻甘麻黃甘草湯勇冠

軍。膚腫另從九氣治，茯苓導水湯得傳聞。茯苓導水湯諸家極贊其妙全

熟閒而未試

頭痛詩

頭痛逍遙散加芎芷良。血虛當歸補血湯入茸當。血虛頭痛，諸藥不效者，以當歸補血湯加鹿茸治之，以鹿茸生於頭，為同氣也。腎經虧損左歸飲。真痛吳萸湯挽絕陽，可救十中之一二。續論此證百藥不效者，時醫只守方書相沿之說，及時下常用之方，必不能救此大病。今錄高士宗石破天驚之論，壯同志之膽，而為破釜沉舟之計。

眩暈詩

諸風眩掉屬於肝，麻朮加入二陳湯。治不難一味鹿茸，虛必仗大黃瀉火却相安。

欬嗽詩

叩鳴如欬肺如鐘，喻氏合邪得正宗，表裏熱寒皆竊附，感衰久暫隱相從，六經生尅崇中土（以虛勞諸咳嗽必以脾胃藥收功），五法神明主小青龍（湯金匱變）為五方，更有不傳言外旨，胸中支飲勿姑容。（此句從醫门法律得其秘）

又詩一首

胸中支飲咳源頭，方外奇方勿漫求（熟讀金匱者自得之），又有小柴加減法，通調津液治優優

中風證歌

中風各論雜而繁　大要惟分真與類　賊風邪氣中為真
痰火食氣類中隨　其人先此有肝風內經云風氣通於肝又云諸風掉眩皆屬於肝　真
類二端由此致設無肝風亦祇為他病安有卒倒偏枯歪僻牽引等症哉　藏府經絡各不同　病淺病
深分難易　絡病口眼俱喎斜　在絡病輕尚易治　手足不隨
病在經　語言錯亂從府議　經府皆有倒仆形　倒仆之後明
所即在經　神清尚識人在府　神昏如失智　藏病最重
中最深　唇緩失音耳聾備　目瞀遺尿鼻聲鼾　六證見乎
死期至　經府藏病或兼連　臨證細認惟會意　更察虛實
得大綱　閉證脫證因之異二證詳於八法歌　脫應固兮閉應開

出關頭非始試八法之説本在經平易近人休棄置

治中風八法歌

口噤目張痰涎壅氣塞手握難下藥閉症宜開主白礬散稀涎散亦得要畧一曰開関若見目合口又開遺尿自汗脱證作無論有邪與無邪脱則宜固參附湯嚼二曰固脱六經形證應汗條加減續命湯法亦約内有便溺阻隔之三化湯攻下非尅削此旨專重泄大邪内外峻攻兩不錯三曰泄大邪若還大氣不轉旋順氣匀氣二散託四曰轉大氣中風必見痰陣陣清心散滌痰湯可進五曰滌痰延且風多從熱化生

風火相煽無餘燼，唯有前人竹瀝湯，熄風妙在柔而潤。六日餘風熱。風與痰氣互相搏，神昏脈絕一轉瞬，通其竅隧蘇合、香丸、至寶丹，之功亦奮迅。七日通經隧。又恐湯丸效太遲，急灸腧穴倍雄峻，陰陽二氣不相維，此引陰陽頃刻順。八日灸腧穴。

十二經詩

手三陰從臟行於手，從手行頭是手三陽，足之三陽從頭走足，足三陰從足上腹要參詳。手太陰肺經、手少陰心經、手厥陰心包經，皆從臟走至手。手陽明大腸經、手太陽小腸經、手少陽三焦經，皆從手走至頭。足太陽膀胱經、足少陽膽經、足陽明胃經，皆從頭下走至足。足太陰脾經、足少陰腎經、足厥陰肝經，皆從足上走入腹。十二經外，又有督脈，起自屏翳穴，至唇內上齦交穴止；任脈起自會陰穴，至下齦交穴止。合上十二經，共十四經。

十六絡詩

肺經列缺絡偏歷，屬大腸，胃有豐隆絡脾，則公孫詳，心經絡通里，支正屬小腸，飛陽膀胱絡，腎絡大鐘彰，內關手心主，外關三焦藏，膽絡光明穴，蠡溝肝莫忘，任脈屏翳會，督脈絡長

強更有大包脾之大絡胃之大絡虛里在左旁諸經之絡惟一而脾胃之絡各二何也蓋以脾胃爲臟腑之本十二經皆以受氣也

十二經氣血流注詩舊本

肺寅大卯胃辰宮脾巳心午小未中膀申腎酉心包戌亥三子膽丑肝通

十二經氣血多少詩舊本

多血多氣君須記手經大腸足經胃少血多氣有六經三焦膽腎心脾肺多血少氣分四經膀胱小腸肝包繫

望色詩

春夏秋冬長夏時，青黃赤白黑隨宜。左肝右肺形呈頰，心額腎頦鼻主脾。察位須知生者吉，審時若遇剋堪悲。更於黯澤分新舊，隱隱微黃是愈期（按内經以顴骨屬腎等語與此互異）。

以從幼科面上圖說錄出，雖云簡便，須當以内經為主，高士宗部位說宜熟讀之。

辨舌詩

舌上無胎表症輕，白胎半表半裏古章程。熱（證舌色）紅寒（證舌色）淡參看其枯（津枯而紅熱症無疑否則再辨）潤（色淡而潤寒症無疑否則再辨），陰黑（少陰熱化舌黑宜黃連雞子湯大承氣湯，少陰寒化舌黑宜白通湯通脉四逆湯）陽黃（陽明症舌胎黃實者可下，虛而不實者不可下）辨死生。全現光瑩陰已脫（舌無胎如去油豬腰名鏡面舌不治），微籠本色氣之平（淡紅中微籠些少白胎為胃氣無病舌也）。前人傳下三十

六金鏡三十六言 採摘多岐語弗精

聞聲詩

言微言屬感哀根 譫語實邪胃有燥屎 錯語首尾不相顧而錯亂為神惛虛咆
痰鳴非吉兆 聲音變舊恐離魂

其二 僧自性著

肝怒聲呼心喜笑脾爲思念發爲歌肺金憂慮形爲
哭腎主呻吟恐亦知

問症詩

一問寒熱二問汗（問其寒熱多寡以審陰陽細辨真假　問其汗之有無以辨風寒以別虛實）三問頭身四問
便（問其頭痛爲邪甚不痛爲正虛暴眩爲風火與痰漸眩爲上虛氣陷問其身之部位以審經絡分以一身重痛爲邪甚軟弱爲正虛問其小便紅白多少大便秘溏清穀清水以辨寒熱虛實）
五問飲食六問胸（問飲食以察其胃氣之強弱問胸者謂胃口而言也濁氣上干則胸滿痛爲結胸不痛而脹連心下爲痞氣）七聾八
渴俱當辨（問聾者傷寒以辨其在少陽與厥陰雜病以聾爲重不聾爲輕也問渴者以寒熱虛實俱有渴大抵以口中和索水不欲飲者爲寒口中熱引飲不休者爲熱大渴譫語不大便者爲實時欲飲水）
九問舊病十問因（問舊病以知其有風疾與否問[illegible]因以爲用藥之準）

再兼服藥參機變○（表裏寒熱補瀉之宜，自有神機變化之妙）婦人尤必問經期○

遲速閉崩皆可見○（婦人以經爲重，問其有無遲速，以探病情，兼察有孕與否）再添片語告兒科○

天花麻疹全占驗○（小兒欲作痘疹，與外感同，宜辨其手中指、足脛、耳後筋色爲據）

○脈法統論

何謂無病之脈，一息四至是也。何謂五臟平脈？心(左寸脈)宜洪，肺(右寸脈)宜濇，肝(左關脈)宜弦，脾(右關脈)宜緩，腎(左尺右尺)宜沉，又兼一陰沖和之氣，為胃氣是也。何謂四時平脈？春宜弦，夏宜洪，秋宜濇(又謂之毛)，冬宜沉(又謂之石)，四季之末宜和緩是也。何謂男女異脈？男為陽，宜寸大於尺；女為陰，宜尺大於寸是也。何以知婦人有孕之脈？尺大而旺，或心脈大而旺是也。(神門穴脈動甚為有孕○一云心大為男，右尺大為女)何以知婦人血崩？曰：尺內虛大弦數是也。何以知婦人之半產？曰：診得革脈是也。何以知婦人之產期？曰：脈之離乎經常是也。何以知婦人之無子？曰：尺脈微弱而濇，小腹冷，身惡寒是也。小兒之脈曷別？曰：以七至為準也。

持脈秘旨

脈之為道，最為微渺而難知也。方書論脈愈詳而指下愈亂，何若張大其言，以人命為戲乎？張心在先生。余未識面，而神交久之。其著持脈大法，取八脈為綱，與舊說八脈稍異，皆以顯然可見者為據，非若李瀕湖、張石頑輩以二十八字為憑空捉影之談。一曰浮，浮者輕手得皮膚之上而即見，為表病也。一曰沉，沉者重手按至肌肉之下而始見，為裏病也。浮沉二脈，以手之輕重得之，此其顯而易見也。一呼脈來二至，一吸脈來二至，一呼一吸名為一息，一息脈來四至，為平人無病之脈，否則病矣。一曰遲，遲者一息脈來二三至，或一息一至，斷為寒病也。一曰數，數者一息脈來

五六至或一息七八至爲熱病也遲數二脈以息之至
數辨之又顯而易見也一曰細細脈者脈狀細小如綫主
諸虛之病也一曰大大者脈狀粗大如指主諸實之病
也細大二脈以形象之闊窄分之又爲顯而易見也一曰
短短者脈來短縮上不及指下不及尺爲素質
之衰也一曰長長者脈來迢長上至魚際下至尺
澤爲素質之盛也長短二脈以部位之過與不及驗之又
爲顯而易見也又有互見之辨浮而數爲表熱浮而

遲為表寒，沉而數為裏熱，沉而遲為裏寒。又於表裏寒熱四者之中，審其為細，則屬於虛；審其為大，則屬於實。又須表裏寒熱虛實六者之中，審其為短，知為素稟之衰，療病須兼培其基址；審其為長，知為素稟之盛，攻邪必務絕其根株。此憑脈治病之秘法也。

新箸八脈四言詩

四言脈訣，始於崔紫虛真人，李瀕湖刪訂之，李士材又寸浮傷風，頭痛鼻塞。左關浮[illegible]風在中焦。右關浮者，風痰在[illegible]部。尺浮下焦風熱，小便不利，大便[illegible]

改訂之。近有如滙氏錦囊訣者，亦有增删，然非繁而無緒，即簡而不詳，且囿於王叔和、高陽生、滑伯仁舊説，臚列愈多，而愈拘，而愈乱，皆非善本。余取顯而可見之八脈爲綱領，而以兼見之脈爲條目，韻以四言，俾讀者有得心應手之妙。

浮爲主表，屬腑屬陽。輕手一診，形象彰彰。浮而有力洪脈火煬，主火。浮而無力虚脈氣傷，主氣虚。浮而虚甚散脈靡常，主氣血散。浮如葱管芤脈血殃，主失血。浮如按鼓革脈外强。

寸ヽ沉短氣，胸痛引脇，或為痰飲，或水與血。關ヽ主中寒，因而痛結，或為滿悶，吞酸筋急。主背痛，亦主腰膝陰下痹痛，淋濁，溺痛，泄。

寸ヽ遲上寒，心痛停凝。關ヽ中寒，癥結攣筋。尺ヽ遲火衰，溲便不禁，或病腰足疼，痛牽陰。

外強中空，較芤更甚，主陰陽不交。浮而柔細，濡脈濕病。主濕。浮兼六脈，疑似當詳。

沉為主裏，屬臟屬陰。重手尋按，始了於心。沉而着骨，伏脈邪深。主閉邪。沉而底硬，與革脈同，但革浮牢沉。牢脈寒滯。主寒實。沉而細軟，弱脈虛尋。主血虛。沉兼三脈，須守規箴。

遲為主寒，臟病亦是。仲景云遲為在臟，脈經云遲為寒。三至二至，數目可摘。遲而不懸，稍遲而不懸，四至之期。緩脈最美。無病。遲而不流，往來不流利。濇脈血少。主血少。遲而偶停，無定數。結脈鬱實。主氣鬱痰滯。遲止定寸數喘欬，口瘡肺癰。關熱邪火上攻，尺數相火遺淋癃。

居左寸，怔忡不寐。細左寸，嘔吐氣怯。細入左關，肝陰枯竭。細入右關，脹滿。左尺若細，溲。右尺若細，下元冷憊。

期。促者數中一止也，結者遲中一止也，皆無定數，若有定數則為代矣。大抵代脈在三四至中，其止有定數。代脈多死。主氣絕，惟孕婦見之不妨。遲兼四脈，各有條理。

數為主熱，腑之病亦同。仲景云：數為在腑。脈經云：數為熱。五至以上，七至八至人。絡數而流利，滑脈疾濇。主痰主食，若指下清則主氣和。數而牽轉緊，脈寒弦。主寒主痛。數而有止促脈熱烘。主陽邪內陷。數見於關，關中如豆搖動，動脈崩中。崩中脫血也，主陰陽相搏。數見四脈，休得朦朧。

細主諸虛，蛛絲其象，脈道屬陰，病情可想。細不顯明，微脈氣殃。主陰陽氣絕。細而小濇。細者脈形之細如絲也，小者脈勢之往來不大也，且兼之以濇，即昔人所謂如左寸見大，心煩舌破；右寸見大，胸滿氣逆；左關見大，肝木太過；右關見大，脾土脹熱；左尺見大，水枯便難；右尺見大，誌[illegible]。大脈即洪脈。

[illegible]若左寸心神不寧；短見左[illegible]頭痛；短在左關，肝氣[illegible]；在右關，陽間虚秘；右[illegible]右尺見短[illegible]寸見長[illegible]

緊浮水而是也。

濡脈遲長。主遲，亦主氣虛，浮脈亦兼之。細而小沉，弱脈失養。血虛，沉脈亦兼之。細中三脈，須辨朗朗。

大主諸實，形闊易知。陽脈為病，邪實可思。大而湧沸，洪脈熱司。主熱盛，亦主內虛，浮脈亦兼之。大而堅硬，實脈邪持。主實邪。大兼二脈，病審相宜。

短主素弱，不由病傷。上下相準，縮而不長。諸脈兼此，宜補陰陽。動脈屬短，治法另商。

長主素強，得之最罕。上魚入尺，上魚際，下尺澤。迢迢不

先長香脈沖擺右足見兩指火導令

短。正氣之陷。長、中帶緩。若是陽邪。指下湧沸。中見實脈。另有條欵。

以上八脈、顯然可見、取其可見者爲綱、提綱以推其所不易見、則不顯者皆顯矣。八脈相兼、爾非條目之所能盡、皆可以此法推之、

七快脈四言詩

雀啄連連。止而又作。肝絶 屋漏水流。半時一落。胃絶 彈石沉弦。按之指搏。腎絶 乍密乍疏。亂如解索。脾絶 本息未搖。息不動也

魚翔相若。心絕 蝦遊冉冉。忽然一躍。大腸絕 金沸空浮。絕無根脚。肺絕 七怏一形。醫休下藥。此言五臟絕脈也，六腑中獨言大腸與胃者，以其屬於陽明，為一身之最重者也

婦人科診脈四言詩

婦人之脈。尺大於寸。尺脈濇微。經愆定論。三部如常。經停莫恨。尺或有神。得胎如願。左尺大為男，右尺大為女 婦人有胎。亦取左寸。手少陰盛為有孕 不如神門。神門穴為心脈所過，左大為男，右大為女 占之不遁。

月斷病多。六脈不病。體弱未形。有胎可慶。婦人經停。脈來滑疾。按有散形。三月可知。按之不散。五月是實。和

滑而代○二月為率○

婦人有孕○尺內數弦○內崩血下○革脈亦然○將產

之脈○名曰離經○（離時常脈）內動胎氣○外變脈形○新產傷陰○

出血不止○尺不上關○十有九死○尺弱而濇○腸（小腸）也冷

惡寒○年少得之○受孕良難○年大得之○絕產血乾○

小兒驗紋按額診脈四言詩

五歲以下○脈無由驗○食指三關○（第一節寅位為風關，第二節卯位為氣關，第三節辰位為命關）

（以男左女右為則）脈絡可占○熱見紫紋○傷寒紅像○青驚白疳直

同影響。隱隱淡淡。無藏可想。黑色曰危。心為怏怏。若在風關。病輕弗忌。若在氣關。病重留意。若在命關。危急須記。脈紋入掌。內鉤之始。彎裏風寒。彎外積致。（食積致病）五歲以上。可診脈位。（以一指按其寸關尺）指下推求。大率七至。加則火門。減則寒類。餘照脈經。求之以意。更有變蒸。脈亂身熱。不食汗多。或吐或瀉。原有定期。與病分別。疹痘之初。四末寒微。面赤氣粗。涕淚弗輟。半歲小兒。外候最切。按其額中。（以名中食三指候於額前眉從髮際至間食指近髮爲上，名指近眉爲下，中指爲中。病情可聊。外感於風，三指俱熱，內外俱寒。三指冷，上熱下寒，食中指熱。設若夾驚，名中指熱。設若食停，食指獨熱。

證治明辨六卷（卷一至四）

〔清〕王毓衔編

清抄本

證治明辨六卷

本書爲中醫臨證綜合類醫著。王毓衔，字吉安，生平不詳。本書編輯完成於清咸豐十年（一八六〇），後毀於兵燹，再成書於清光緒十三年（一八八七），但亦未刊刻，今僅以抄本流傳。卷一至四列述中風、類中風、傷寒、泄瀉等内傷外感病證共五十九門，尤以外感熱病内容較爲精詳；卷五、六主要輯録婦女病證。每門下先引述歷代各家論述，辨證論治要領；後輯録常用方劑，約收録一百五十餘首。輯録範圍，上自《黄帝内經》《金匱要略》諸書，下至清代各家臨床著述及撰者臨床經驗心得，内容詳備且實用。

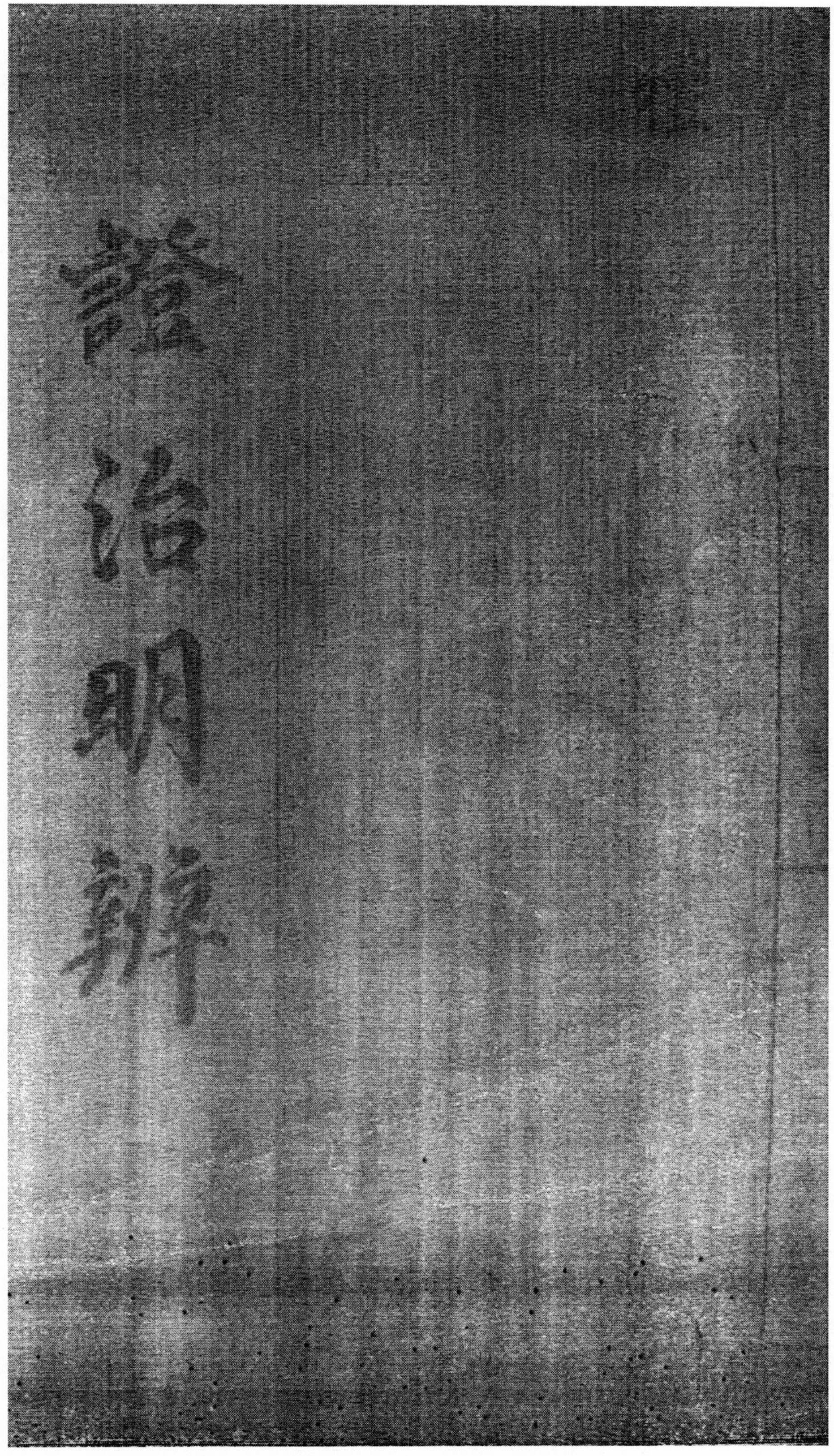
證治明辨

證治明辨卷一

古吳後學王毓衡吉安氏編輯

門人　俞毓桂

男　清藻　仝校

孫　鍾傑

小門人　顧國治

孫明德

中風

經云：虛邪偏客於身半，其入深者，內居營衛，營衛衰則真氣去，邪氣獨留，發為偏枯。此言邪氣深而中藏者也。偏枯，身偏不用而痛，言不變，志不

亂病在分勝之間巨針取之益其不足損其有餘乃可復也（此言中風之症肢體必痛且能言而神氣清淺而可腹也）

痱之為病也身無痛者四肢不收志亂不甚其言微知可治甚則不能言無治也（此亦言中藏之症其名曰痱身無痛者以志不甚亂微言者可治若志亂而不能言不可治矣）

其邪氣淺者脉偏痛（此言邪氣淺而中府者以痛為辨也）

風𤹛者奄忽不知人咽中塞窒窒然舌强不能言病在藏府先入陰後入陽治之先補於陰後瀉於陽發其汗身轉軟者生身直者七日死

風痺者風寒濕諸痺類風狀風勝則週身走注疼痛寒勝則骨脊掣痛湿勝則麻木不仁

金匱曰夫風之為病當半身不遂者或但臂此為痺不遂者此為痺脉微而數中風使然　寸口脉浮而緊緊則為寒浮則為虛虛寒相搏

邪在皮膚浮者血虛絡脉空賊邪不瀉或左或右邪氣反緩正氣即急正氣引邪喎僻不遂邪入於絡肌膚不仁邪在於經即重不勝邪入於府即不識人邪入於藏舌即難言口吐涎　寸口脉遲而緩遲則為寒緩則為虛營緩則為亡血衛緩則為中風邪氣中經則身癢而隱疹心氣不足邪氣入中則胸滿而短氣

河間主火　謂非肝風亦非外風將息失宜心氣暴甚腎水虛衰不能制之大約中府者多著四肢中藏者多滯九竅以火為本風為末主以地黃飲子

東垣主氣虛　曰中風者卒然昏憒不省人事痰壅言蹇脉伏此非外風本氣自病也中血脉則口眼歪斜中府則肢廢中藏則性

命危又為人年四十氣衰之際憂喜忿怒傷氣者多有之肥者形盛氣衰故也少壯無之

丹溪主痰　謂東南之人多是湿土生痰痰生熱熱生風耳又曰半身不遂大率多痰在左屬死血與無血四物加姜竹在右屬痰屬氣虛六君加姜竹瀝景岳曰凡中風之痰多者悉由中虛夫痰即水也其本在腎其標在脾在腎者以水不歸源水泛為痰也在脾者以食飲不化土不制水也故治痰而不知實脾堤土非其治也

角弓反張　風氣乘虛入於諸陽之經則腰背反折攣急如角弓之狀有汗不汗惡寒曰柔痓無汗惡寒曰剛痓

口噤　千金謂之風懿肝風乘胃也風氣乘入於手三陽足陽明

具筋則攣故令牙關急而口噤也用甘草二段每段一寸炭火上塗麻油炙乾抉開牙關令咬定約人行十里又換一段然後用藥極效或以蘇合香丸擦牙

語言蹇澁　脾之脉連舌本散舌下是動則病舌本强心之脉係舌本腎之循喉嚨挾舌本　千金云心脾受風脾虛痰壅肥人舌强作濕痰治瘦人舌强作心火治取龜尿少許點舌神效置龜於荷葉上以粽刺其鼻內即出

痰涎壅盛　凡人骨脊皆有涎所以轉滑利中風則涎上潮咽中滾響開關化痰為先　肥人多中氣盛於外而歉於內也人肥必氣急而肺盛肺金尅肝木故痰盛治法以理氣為先

手足不隨脾主四肢諸陽之經起於手足而循行身於實脾土太過當瀉其濕虛者脾土不足當調氣血瘦人血枯肥人痰多　麻為氣

虛木爲痰濕死血血虛十指并面麻木乃氣虛風襲

左癱右瘓　素問云三陽三陰發病爲偏枯痿易四肢不舉汗出偏沮使人偏枯　虛邪客於身半其入深營衛衰則真氣去邪氣獨留發爲偏枯　即半身不遂譬如樹木或有一邊津液不蔭注而枝葉先枯故知偏枯一症皆由氣血不周左爲血虛右爲氣虛故治風先治血血行風自滅

身痛　中府者多身痛經脈不和　夫人虛邪風邪中於營衛溢於皮膚之間與虛邪并故游奕遍體狀如虫行外臺

昏冒　虛火妄動挾痰氣逆衝　心神不足痰痺心胞

小便　遺尿者多屬氣虛脾虛下陷補中益氣　腎氣不能收攝地黄飲子

若卒中有此兼惡症為腎絶不治　小便不利中風症不可藥利津液外亡小便自少利則水愈竭無以制火而煩躁轉甚生脉散一陰煎

自汗　陽虛者芪附湯表虛者玉屏風散虛風傷衛者黄芪建中湯

口眼歪邪　胃土筋脉之病風淫則血液衰耗無以榮筋故拘急口目僻為足陽明及肝胆病風邪初入邪氣反緩正氣即急

多食　風木盛則尅脾脾受尅求助於食瀉肝安脾

肥人多中　肥人則腠理緻密而多欝滯氣血難以通利故多卒中也　以其氣盛於外而歉於內也

預防中風　寶鑑云凡大指次指麻木或不用者三年内有中風之患宜服愈風湯　薛立齋云預防者當養氣血節飲食戒七情

遠幃幙若服前方適所以招風取中也

閉症　如牙關緊閉兩手握固即是閉症

脱症　如口開心絶手撒脾絶眼合肝絶遺尿腎絶鼾聲肺絶更有吐沫摇頭髮直上攛面如赤粧汗出如珠皆脱絶之症不治

不治　髮直吐沫摇頭上壅魚口氣粗直視眼小目瞪痰聲如踞面赤如粧汗出如珠循行摸牀神昏不語頭面爪甲青黑大吐大瀉吐、血下血見五絶症脉堅急躁疾短濇俱不治

脉　濡緩為本病浮小緩弱者生堅急躁疾者死　忌伏濇不調尤忌堅大急疾　凡中風或未蘇或已蘇或初病或久病忽然吐紫紅色者死醫通李士材論

類中風

虚中　景岳云無邪者即非風衰敗之初〔屬〕本無寒熱痛若肢體忽廢言語變常此精虚則氣去為眩暈卒倒氣去則神失為昏憒無知治本為急誤指風痰不救矣　東垣以卒倒昏憒皆屬氣虚過於勞役耗損真元脾胃虚衰痰生氣壅宜六君子湯

火中　河間曰將息失宜心火暴甚非肝風非外風熱氣拂鬱心神昏冒筋骨不用卒倒無知因喜怒悲憂五志過極皆為熱甚也地黄飲子

湿中　丹溪曰東南之人多由湿土生痰痰生熱熱生風　内中湿者脾土本虚不能制湿或生食冷湿之物或厚味醇酒停於三

焦注於肌肉則湿從内中矣外中湿者或天雨湿蒸或遠行涉水或久卧湿地則湿從外中矣

寒中　身體强直口噤不語四肢戰掉卒然眩暈身無汗此寒毒所中也

暑中　静而得之謂之中暑或納涼於廣廈或過食於生冷頭痛惡食肢節疼痛大熱無汗此陰寒所遏陽氣不得大越香薷飲大順散動而得之謂之中熱熱氣傷元氣非形體受病也或行役於長途或務農於赤日頭痛躁熱肌膚大熱大渴多汗少氣蒼术白虎湯主之

氣中　身温中風身冷中氣有痰中風無痰中氣　許學士云暴

怒傷陰暴喜傷陽憂愁不已氣多厥逆往往中氣之症

中風治　七情内傷氣逆為病痰潮昏塞牙關緊急極與中風相似但風中身温氣中身冷急以蘇合香丸灌之以氣藥治風猶可以風藥治氣則不可

食中　醉飽過度或感風寒或着氣惱以致填塞胸中胃氣不行忽然厥逆昏迷口不能言肢不能舉若誤作中風中氣治之必死六君子湯加木香李士材因風寒者藿香正氣散因氣滯者八味順氣丸無他症秖以蒼白术厚朴陳皮之類主之

惡中　登塚入廟弔死問喪飛尸鬼擊卒厥客忤手足逆冷肌膚粟起頭面青黑精神不守或錯言妄語牙關緊閉昏不知人宜蘇合香丸灌之

小續命湯　治卒中無汗表實

桂枝　附子　川芎　麻黄　人參　白芍　杏仁　防風

　　防己　炙艸

候氏黑散　治大風四肢煩腫心中惡寒不足者

　菊花　白术　防風　桔梗　黄芩　細辛　乾姜　人參

茯苓　當歸　川芎　牡蠣　礬石　桂枝

蘇合香丸　治中風牙關緊閉以灌之

　蘇合香　麝香　安息香　沉香　木香　丁香　薰陸香

　香附　犀角　冰片　白术　硃砂

三化湯　治中風閉實

厚朴　枳實　大黄　羗活

正舌散　治中風舌本强

茯苓　蠍尾

至寶丹　治熱入心營舌絳神昏

安息香　麝香　硃砂　雄黄　犀角　牛黄　金箔　銀箔

琥珀　玳瑁　龍腦

星附六君子丸　治中風痰多

人參　白术　茯苓　甘草　半夏　陳皮　南星　白附子

人參再造丸　治真中類中痰迷氣厥左癱右瘓半身不遂口眼歪斜腰腿痰疼手足麻木筋骨拘攣步履難及小兒驚風諸危症

真戰蛇　蘄人參　兩頭尖　真水安息　山羊血

細辛　龜版　烏葯　黄耆　丁香　乳香　麻黄　甘草
青皮　熟地　犀角　没葯　赤芍　羌活　白芷　虎脛
血竭　全蠍　防風　天麻　熟附子　骨碎補　香附　元參
首烏　大黄　葛根　威靈仙　沉香　白蔻仁　藿香　白术
紅花　萆薢　草蔻　牛黄　川連子　茯苓　姜黄　松香
川芎　參山膝　桑寄生　氷片　當門子即麝香　辰砂　肉桂
天竺黄　地龍　穿山甲　白花蛇　西珀　木香　胆腥
殭蚕　厚朴

右藥共六十二味各研細末蜜和丸金箔為衣外用蠟売

地黄飲子　治口噤身冷為瘖厥四肢不收為風痱

山茱肉　石斛　麦冬　五味　石菖蒲　遠志　茯苓　蓯蓉
巴戟天　附子　薄荷　熟地　官桂　生姜　大枣

六君子湯　醧痰補氣
人参　白术　茯苓　甘草　半夏　陳皮

生脉散　保肺清心
麦冬　人参　五味

大順散　散寒燥湿
肉桂　乾姜　杏仁　甘草

香薷飲　治中暑熱盛口渴心煩
厚朴　扁豆　香薷

一陰煎　治水虧火勝
熟地　生地　麥冬　芍葯　牛膝　甘草　丹参
黄耆建中湯　治表虚身痛
芍藥　桂枝　生姜　甘草　大枣　飴糖　黄耆
玉屏風散　治表虚自汗
黄芪　防風　白术

證治明辨

傷寒

帝曰人傷於寒而傳爲熱何也岐伯曰夫寒盛則熱生也曰今夫熱病者皆傷寒之類也或愈或死其死皆以六七日之間其愈皆以十日以上者何也岐伯曰巨陽者諸陽之屬也其脉連於風府故爲諸陽之氣也人之傷於寒者則爲病熱熱雖甚不死其兩感於寒而病者必不免於死帝曰願聞其説曰傷寒一日巨陽受之故頭項痛腰强二日陽明受之陽明主肉其脉挾鼻絡於目故身熱目疼而鼻乾不得卧也三日少陽受之少陽膽主其脉循脇絡於耳故胸脇痛而耳聾三陽經絡皆受其病而未入其藏者故可汗

而已四日太陰受之太陰脉循布胃中絡於嗌故腹滿而溢乾五日少陽（陰）受之少陰脉貫腎絡於肺繫舌本故口燥舌乾而渴六日厥陰受之厥陰脉循陰器而絡於肝煩滿而囊縮三陰三陽五臟六腑皆受病營衛不行五臟不通則死矣　其不兩感（於）於寒者七日巨陽病衰頭痛少愈八日陽明病衰身熱少愈九日少陽病衰耳聾微聞十日太陰病衰腹減如故則思飲食十一日少陰病衰渴止日不已滿舌乾已而嚏十二日厥陰病衰囊縮少腹微下大氣皆去病日已矣其未滿三日者可汗而已其滿三日可泄而已

兩感　曰感兩於寒者病一日則巨陽與少陽（陰）俱病則頭痛舌乾

而煩滿二日則陽明與太陰俱病則腹滿身熱不欲食譫言三日則少陽與厥陰俱病則耳聾囊縮而厥水漿不入不知人六日死帝曰五臟已傷六腑不通營衛不行如是之後三日乃死何也岐伯曰陽明者十二經脉之長也其氣血盛故不知人其氣乃盡故死矣　凡病傷寒而感溫者先夏至日者為病溫後夏至日者為暑暑當與汗皆出勿止

六經症　太陽經病頭項痛腰脊强發熱惡寒身體痛無汗脉浮緊以太陽由脊背連風府故為此症此三陽之表也陽明經病為身熱目疼目乾不眠脉洪而長以陽明主肉其脉挾鼻絡於目故為此證此三陽之裏也少陽經病為胸脇痛耳聾寒熱嘔而口苦咽乾

目眩脉弦而數以少陽之脉循脇肋絡於肝耳故為此症此三陽三陰之間也由此漸入三陰故為半表半裏之經　太陰經病為腹滿而吐食不下嗌乾手足自温或自利腹痛不渴脉沉而細以太陽〔陰〕之脉布胃中絡於嗌故為此症　少陰經病為舌乾口燥或自利而渴或吐〔欲〕不吐或引夜踡臥心煩但欲寐具脉沉細以少陰之脉貫腎絡於膀胱繫舌本故為此症　厥陰經病為煩滿囊縮或氣上撞心心中疼熱消渴肌不欲食即吐蛔下之利不止脉沉而弦以厥陰之脉循陰器而絡於肝故為此病

陽〔症〕陰症　經曰陽微則惡寒陰弱則發熱　仲書〔著〕景曰發熱惡寒者發於陽也無熱惡汗〔寒〕者發於陰也　論曰陽盛陰虚汗之則

死下之則愈陽虛陰盛汗之則愈下之則死　又曰桂枝下咽陽盛則斃承氣入胃陰盛以亡凡病人開目喜明欲見人多疾者屬陽閉目喜暗不欲見人懶言者屬陰　頭痛身熱脉浮數者陽症也厥逆吐利不渴靜踡脉無力者陰症也

表裏　陽邪在表則表熱陰邪在表則表寒　陽邪在裏則裏熱陰邪在裏則裏寒邪在半表半裏之間而無定處則往來寒熱邪在表則心腹不滿邪在裏則心腹脹滿邪在表則呻吟不安邪在裏則躁煩悶亂　邪在表則能食邪在裏則不能食不欲食邪在於表裏之間未至於不能食也　邪在表則不煩不嘔邪在裏則煩滿而嘔凡初見心煩喜嘔及胸膈漸生痞悶者邪在表方

傳裏也不可攻下　凡病在表外症悉具而脉反沉微者以元陽不足不能外達也但當救裏以助陽散寒為上策

寒熱辨　邪氣在表發熱者表裏(熱)不熱也宜温散之邪氣在裏發熱者裏熱盛(是為)達於外也宜清之　未汗而惡寒邪盛而表實已汗而惡寒邪退而表虛　陽不足則陰虛(氣)上入陽中而為惡寒陰勝則寒也宜温之　陰不足則陽氣陷入陽(陰)中而為發熱陽勝則熱也宜清之　寒熱往來者陰陽相爭陰勝則寒陽勝則熱也蓋熱為陽寒為陰表為陽裏為陰邪之客於表者為寒邪與陽相爭則為寒慄邪之傳與裏者為熱邪與陰相爭則為熱躁其在半表半裏之間者外與陽爭則為寒内與陰爭則為熱或表或裏或出或

入是以寒熱往來此半表半裏之症也故凡寒勝者必多寒熱勝者必多熱但審其寒熱之勢則可知邪氣之淺近（深）也

厥逆　論曰傷寒脉滑而厥者裏有熱也白虎湯主之　手足厥寒脉細欲絶者當歸四逆湯主之　傷寒厥而心下悸者宜先治水當服茯苓甘草湯却治其厥不爾水清入胃必作利也　嘔而脉弱小便復利身有微熱見厥者難治四逆湯主之　厥逆四肢冷也有陽厥陰厥之分也手足指頭微寒謂之清此疾為輕若少陰厥陰肢冷手至臂足至膝四逆湯主之　陽厥者熱厥也必先自一陽傳入陰分故其初起必因頭疼發熱自淺入深然後及於三陰變為四肢逆冷或時乍温其證必便結躁煩讝語發渴

不惡寒反惡熱脉沉有力此以傳症經熱症所化外雖手足冷厥內則因於熱邪陽邪症發厥故為陽厥乃陽極似陰也其症由邪入内結或伏陽失下之所致也凡厥微熱亦微宜四逆散之類厥甚熱亦甚宜承氣湯之類也　陰厥者寒厥也初無三陽傳經實熱等症而真寒直入三陰則畏寒逆冷腹痛吐瀉戰慄不渴脉沉無力者此陰寒厥逆獨陰無陽也故為陰厥輕則理中湯重則四逆回陽等湯主之　成無己曰四逆者四肢不温也傷寒邪在三陽則手足必熱傳到太陰手足自温至少陰則熱邪漸深故四肢逆而不温也及至厥陰則手足厥冷是又甚於逆故用四逆散以散其傳陰之熱症

合病　兩經三經齊病不傳者為合病

併病　二經先病未盡又過一經之傳者為併病或始則二陽合病後則一陽病衰一陽邪盛歸併於一經二經者皆病併也

陽毒　狂亂面赤眼紅班黄下利黄赤脉洪大　陽毒之為面赤班班如錦紋咽喉痛吐膿血五日可治七日不可治升麻鱉甲湯主之

陰毒　四肢厥冷吐利不渴靜踡而卧甚則面痛鄭聲頭汗目背痛不欲見光面唇指甲青黑　陰毒之為病面目青黑身痛如被杖咽喉痛五日可治七日不可治升麻鱉甲湯去雄黄蜀椒主之

陽盛拒陰　此症非真寒也其狀身體厥冷其脉滑數按之鼓擊

於下指下非真寒此大熱症也三黄巨勝湯

陰盛隔陽　此症非真熱也其狀身冷反躁欲投井中唇青面黑渴欲飲水復吐自利黑水脉沉細或無須用破陰丹導達真火湯

陰極似陽　陰症之極火浮於外發躁擾亂狀若陽症身雖煩躁引衣自覆口雖燥渴而漱水不下脉沉細無力宜通脉四逆湯

陽極似陰　陽症之極熱伏於内故身涼四肢冷狀若陰症但身雖冷而不欲近衣神雖昏而氣色光潤脉必沉滑有力宜大柴胡湯白虎湯之類

臟厥症　仲景曰傷寒脉微而厥至七八日膚冷其人躁無暫安時者此為臟厥臟厥者死陽氣絶也

蚘厥症　仲景曰蚘厥者其人當吐蚘令病者靜而復時煩此為臟寒蚘上入膈故煩須臾復止得食而嘔又煩者蚘聞食臭出其人當自吐蚘蚘厥者烏梅丸主之

成無己曰臟厥者死陽氣絕也蚘厥雖吐厥而煩吐蚘已則靜不若臟厥而躁無暫時安也病人臟寒胃虛故宜烏梅丸溫臟安蚘　凡治傷寒若見吐蚘者雖有大熱忌用涼藥犯之必死蓋胃中有寒陽氣弱極則蚘逆而上此大凶之兆也仲景曰病人有寒復發汗胃中冷必吐蚘就聞酸則靜見苦則安也

煩躁　合而言之皆熱也煩為擾亂而煩躁為憤怒而躁煩者屬陽躁者屬陰也經曰心熱則煩陽盛陰虛腎熱則躁陰盛陽虛煩

為熱之輕躁為熱之重

戰慄　正於邪爭也戰者身為之動揺慄則心戰是也戰者外也屬陽慄者内也屬陰有戰而汗解者太陽也有不戰而汗解者陽明也有不戰不汗而解者少陽也老人虛弱發戰而汗不行隨即昏悶者不治

動氣　築築然挑動是也而見於臍之上下左右蓋因素有積氣與親邪相摶而致又有腎氣内虛水結不散氣與水摶即發奔豚慎不可汗下此症仲景但言不可汗下不言治法通用理中去术加桂以术能燥腎水而閉氣桂能泄奔豚故也

渴　渴者裏熱也津液為熱所耗脉浮而渴屬太陽小青龍湯去半夏加花粉

有汗而渴屬陽明渴為陽明本病人參白虎湯主之無汗雖渴忌與白虎湯自利而渴屬少陰承氣湯熱消腎汗急下之傳至厥陰則為消渴謂飲水多而小便反少也宜下之渴欲飲水水入即吐名曰水逆五苓散主之太陽症無汗而渴者不可與白虎陽明症汗多而渴不可與五苓湯者當少少與之欲飲一升止可與一碗常令其不足若恣飲太過而恐為水結為腫為噦大凡實熱渴者下之清之陰虛大浮渴者滋陰養氣主之　渴欲飲水而不能飲此丹田有熱胸中有寒

譫語鄭聲　譫語謂妄有所見而言也鄭聲謂重叠頻言也實則譫語虛則鄭聲也邪入於胃胃中熱盛上乘於心心為熱冒神昏氣亂而譫語也脉洪有力承氣白虎正氣衰極肢清脉細或虛大神不守而

鄭聲也白通湯獨參湯

結胸　傷寒表未解，醫反下之，膈内拒痛，手不可近也。若不按而痛，臍腹堅硬，手不可近者，大結胸也。大陷胸湯主之。心下滿，按之方痛者，小結胸也。小陷胸湯主之。懊憹滿悶，身無熱者，寒結胸。三物白散，或枳實以寬其氣，外用姜渣揉熨法甚良。陶氏曰：結胸因下早而成，若未經下，非結胸也，乃表邪傳至胸中，未入乎腑，症雖滿悶，尚在於表，只須小柴胡湯合小陷胸湯加只寔而愈。　結胸見陰脉陰症喘逆者死。結胸脉浮大不可下，下之也死。

臟結　其症如結胸狀，結在胸為結胸，結在臟為臟結。仲景曰：如結胸狀，飲食如故，時時下利，寸脉浮，關脉細小沉緊，名曰臟結舌上白苔滑者難治　臟結無陽症不往來寒熱其人反靜舌上苔滑者不可攻也　病脇下素有痞連在臍傍痛引少腹入陰莖者此名臟結死臟結三条仲景不言治法而温中之意瞭矣此症慎不可下以小柴胡加生姜以解表炙關元回以回陽解陰結危哉

痞氣　病發於陰而反下之因作痞通用枳寔湯　傷寒嘔而發熱者若心下滿而不痛此為痞半夏瀉心湯主之　汗解後胃不和心下痞硬脇下有水氣腹中雷鳴下利者生姜瀉心湯主之

畜血　論曰太陽病六七日表症因在脈微而沉反不結胸其人如狂者以熱在下焦小腹當滿小便自利者下血乃愈抵當湯主之　小腹滿小便不利今反利者為瘀血也當下之宜抵當丸

竅（陰氣逆）

少陰病雖發汗血出九竅是名下厥上竭不治（下厥者陰氣逆於下上竭者陰血竭於上者為難治）熱在裏搏於血分留瘀下焦也曰太陽病身黃脉沉結少腹硬小便不利者為無血也小便自利其人如狂者血證諦也曰熱結膀胱其人如狂者是也然又有陽明證其人喜忘屎雖硬而大便反快其色黑者是亦畜血之症故凡證傷寒但其少腹硬滿而痛當問其小若小水自利者知為畜血之症仲景之法則抵當湯主之　凡畜血於上則為善忘畜血於下則為如狂　治畜血上焦犀角地黃湯中焦承氣湯下焦抵當湯

衄血　鼻血也雜症衄血責熱在裏傷寒衄血責熱在表　論曰衄不可發汗而又曰麻黃湯桂枝湯蓋衄由乎陰者以陰虛火動故

不可再汗以亡陰衄由乎陽者以表未解也故當用麻黄以法發散不可再汗……

又論曰太陽病脉浮緊發熱身無汗自衄者愈此以表邪欲解不從汗而從血謂之紅汗也凡衄血滴點成流此邪欲解自愈若點滴不成流邪尚在經未得解散卻須調治若衄不治止而頭汗身無汗及發熱不止又為不治之症也　太陽病無汗而衄者自愈傷寒愈後

小勞衄血牡蠣散主之外臺方

吐血　蓋因當汗失汗邪熱入臟積於瘀於內所致也若見眼閉目紅神昏語短眩冒迷妄煩燥漱水驚狂譫語背冷足寒四肢厥冷胸腹急滿小便自利大便黑者皆瘀血症也不必悉具但見一二便作血症主張

發狂　內經曰有病怒狂生於陽也病名陽厥服以生鐵落飲又曰重陽者狂重陰者癲邪入於陽則狂邪入於陰則癲又曰陽邪併於陽則狂陰邪并於陰則癲又曰熱毒在胃并入於心使人不寧而志不定遂發狂也蓋因陽症失汗使陽入熱深又失下使陽氣重盛陰氣暴絕獨陽而無陰者也始則少卧頻起妄語妄笑甚則登高而歌棄衣而走踰垣上屋勢莫可遏傷寒至於發狂邪熱已極非大吐不能已也若手足和神氣清脈洪大目光彩治宜寒涼之劑腹痛便結大小承氣胃火盛白虎抽薪可治若反目直視四肢厥冷六脈沉微狂言不食必死發狂不可掩閉床帳須揭開爽氣良冬用銅鏡按在心胸間燥渴不將硝一斤研細以水盆用青布三五塊浸於硝水中微攪半乾搭在胸膛上頻頻易之如得睡汗乃愈

又外治法用醋炭衝入病人鼻內以姜汁噴其面

如狂　熱緩而尚能阻當非若發狂勢凶而不能抵禦惟起不安未至於狂耳經曰熱結膀胱其人如狂畜也又有精氣受傷神魂不守虛狂之症上無焦渴下無便結之症與陽狂如冰炭

陰躁　狀如發狂凡身有微熱面赤戴陽煩躁欲坐泥水井中陰涼之處但肢冷脈微弱無力此陽虛於下則氣不歸原故浮散於上而發狂躁如狂當溫補其下霹靂散人參回陽湯冷服醫不識此而悞用寒涼者必

斑疹　癍者與蚊跡相似斑多見腹胸脈洪大先紅後赤者斑也脈不紅大先紅後黃祇見手足者蚊跡也蓋因時邪病當汗不汗

當下不下悮服熱藥胃熱焦腐而致邪熱傷血血熱不散發於皮膚輕為癮疹重為錦紋也如紅潤起發者吉稠密成片者凶微者赤班五死一生甚者黑班為胃爛十死一生青者不治慎不可發汗若汗之重令開泄更增班爛也　再有氣營不足者鬱於肌膚外外不透內不達謂之陰班喜飲熱湯温散和之陰班出胸背而微紅若作熱治大誤此無根失守之火聚於胸中薰於肺傳於皮膚如蚊跡相似形狀而非錦紋也升麻鱉甲湯之類　凡班疹自吐瀉後者吉謂邪從上下出也傷寒發班胃熱所致雜病發斑由胃虛而無根之火游行於外可補不可泄若用化斑黑參等法死生反掌矣醫通　若汗下後熱不解邪蘊胃腑走入營分見手冷耳

聾煩欲嘔便是發斑之症看癍先發腰脇疹先發胸頸

丹毒　人身忽然變赤如塗丹之狀皆是惡毒熱畜血於命門遇君相二火合起則發也熱時犀角消毒之類寒熱升葛湯之類

白㾦　小粒如水晶色此濕熱傷肺邪雖出而氣液枯也必得甘藥補之或未至久延傷及氣液乃濕鬱衛分汗出不徹之故當理氣分之邪或白如枯骨者多凶為氣液竭也

循衣摸床　古人謂非大實即大虛之症以大補之劑投之有得生者熱極神昏十餘日不大便腹脹喘滿氣粗鼻乾脈沉實而滑此地道不通之故急宜涼膈承氣下之許學士謂肝熱風淫末疾故手謂之循衣撮空其人必讝語忘言海藏云婦人血風者症因大

脱血崩漏或前後失血因而枯燥其熱不除循衣摸床閉目不醒揚手擲足揺動不寧錯語失神脉弦浮而虚内燥之極也生地黄連湯主之此症不治者多

鼻煤 唇燥裂 唇口皮起 口臭 胃家熱也吳又可曰疫毒在胃下之無辭

腹痛 經曰諸痛為熱（實）然有虚實之分大凡不可按不可揉者實也可按可揉者虚也時痛時者（止）者虚也痛無休息者實也脉來滑大有力者實也弦細無力者虚也又當分其大小少三腹而治之大腹即心腹痛也為有食積寒邪屬太陰脾小腹即當臍痛為有燥屎熱邪屬少陰腎少腹即臍下丹田穴痛為有瘀血結溺屬厥

陰肝

自利　不經攻下而自然泄瀉者是也有協熱協寒之辨夫協熱者表邪傳裏也裏虛協熱而自利也又有誤下而內虛協熱利也協寒者即三陰經病協熱利者臍下必熱渴欲飲水泄下黃赤色熱後重脉數者是也協寒利者臍下必寒自利不渴泄下穀清脉微惡寒者是也須辨陰陽二字如三陽下利則身熱太陰下利則手足寒（温）少陰厥陰下利則身涼無熱比確論也大抵傷寒下利則（挟）太陽症脉（便）不得用温藥俗醫但見下利　作陰症而用温熱之藥其不發黃生班也幾希

仲景論曰自利不渴屬太陰以其臟有寒故也當温之宜四逆輩

少陰病二三日腹痛小便不利下利不止便膿血者桃花湯主之　少陰病下利白通湯主之　少陰病吐利手足厥冷煩躁欲死者吳茱萸湯主之　少陰病二三日不已至四五日腹痛小便不利四肢沉重疼痛自下利者此為有水氣其人或欬或小便不利利或下利或嘔者真武湯主之少陰病下利清穀穀裏寒外熱手足厥逆脈微欲絶身反不惡寒其人面色赤或腹痛或乾嘔或咽痛或利止脈不出者四逆湯止之　大汗出熱不去內拘急四肢疼下利厥逆而惡寒者四逆湯止之　下利清穀不可攻表汗出必脹滿此諸論乃皆言寒利之當溫也

論曰熱利下重者白頭翁湯主之　下利脈數欲飲水者以有熱

故也白頭翁湯主之　少陰病下利六七日欬而嘔渴心煩不得眠者猪苓湯主之此三條乃言熱利之當清也

仲景曰若不宜下而便攻之內虛熱入協熱遂利煩躁諸變不可勝數輕者因篤重者必死矣　太陽病二三日不能臥反下之若利止必作結胸未止者四日復下之此作協熱利也　太陽病外症未除而數下之遂熱協熱而利利下不止心下痞硬表裏不解者桂枝人參湯主之　陽明少陽合病若脈數不解而下不止必協熱而便膿血也此四條乃皆言表裏未除而誤下之也因致外熱未退內傷作痢故云協熱下利熱字乃表熱非內熱也即表裏俱病之謂

論曰下利腹脹滿身體疼痛者先溫其裏乃攻其表溫裏宜四逆

湯攻表宜桂枝湯此一條乃言表裏未除兩俱病病下利者中霊先温其裏也

論曰少陰病自利清水色純清心下必痛口乾燥者急下之宜大承氣湯　下利譫語者有燥屎也宜小承氣湯　下利三部脉皆平按之心下硬者急下之宜大承氣湯此三條乃言下利之當攻者也

凡自利皆家身涼脉小者為順身熱脉大者為逆此以外無表症而病之在臟者言也　下利日十餘行脉反實者死　發熱下利甚至厥不止者死　直視語譫語下利者死　下利無脉手足厥冷灸之不温脉不還者死　少陰病自利煩躁不得寐者死　大抵下利一證為脱氣至急五奪之中惟此為甚金匱云六府氣絶於外者手足寒五藏氣絶於内者利下不禁臟氣既脱不能治也不

不大便　胃熱燥裂津液潰耗所致若見譫語發渴潮熱自汗脈實脹滿等症宜三承氣湯選用若以下後或發汗後此津液內竭宜導法若帶嘔者未全入府雖有陽明症不可攻之若有導之不通蓋因燥屎未嘗不至肛門奈肛門如錢大燥糞如拳大縱使竭力努爭而終不肯出下既不得出則上不能食而告危矣先以胆汁密煎導之候糞既至肛門令病者親手以中指油探入肛門將燥糞漸ㄑ挖碎而中指須要有指甲者為妙竟有大便一次挖作百餘塊而出者此法輾轉授人已救四五十人矣若患此者嫌穢而棄之將穢指浸入花盆爛泥中一刻之後洗淨則不臭矣

小便　清者邪不在裏仍在表當發汗解表　小溲利者病不在氣分而在血分以水小由於氣化也　凡傷寒而小水利者多吉以內邪不甚也　仲景為汗多而渴不可利小便表症未除不可利小便走津液取汗愈難具恐大便燥結也下焦有熱小便必滿應小便不利今反利者血症

譫也　狂言直視而遺尿者為腎絶不治

除中　厥而利反能食者曰除中不治邪在裏則不能食而反能食者除中之胃氣既除為除中

筋惕肉瞤　内經曰陽氣者精則養神柔則養筋發汗過多津液枯少陽氣大虛筋肉失養故惕然而跳瞤然而動也治宜温經養營之劑故張氏特設真武湯以救之

陰陽交　經曰有病温者汗出輒復熱而脉躁疾不為汗衰狂言不能食病名陰陽交交者死也　發汗後脉躁疾狂言不能食病名陰陽交合陰陽之氣不可分别死

陰陽易　論曰其人身體重。少氣、少腹裏急。或引陰中拘攣。熱上冲胸。頭重不舉。眼中生花。膝脛拘急。名曰陰陽易。

大病方瘥，陰陽未和，因入房室感其餘熱而生病。若男病新瘥，婦人與之交而得病，謂之陽易；婦病新瘥，男子與之交而得病者，謂之陰易。在男則陰腫，少腹絞痛；在婦人則裏急，腰胯重，連腹內掣痛。具症熱上冲胸，氣乏身重，頭重不舉，足不能行，眼中生花，四肢拘急，百節解散，男子卵縮入腹，婦人痛引陰中，俱用燒裩或豭鼠糞、逍遙、竹皮等湯。待小便利，陰頭腫退。若手足拳攣，舌吐而脈離經者，又為不治之症也。外臺秘要治女勞復易病，用刮青竹皮一斤煎服。

奪精

今人惟知形寒為外傷寒，而不知飲冷為內傷寒，訛為陰症，非也。凡飲冷者，雖無房事而每患傷寒也。若房事飲冷而患傷

寒亦有在三陽經者當從陽症論治不得便指陰症也世醫不明妄用熱劑投之殺人多矣特揭出以告人氣逆上行故有發熱頭痛之症素靈類纂註

徐靈胎督虛非陰症論曰今之醫者以其人房勞之後或遺精之後感冒風寒而發熱者謂之陰症病者遇此亦謂之陰症不問其現症如何總用參朮附桂乾姜地黄等温熱峻補之藥此可稱絕倒者也夫所謂陰症者寒邪中於三陰經也房後感風寒豈風寒必中腎經即使中之亦不過散少陰之風寒如少陰發熱仍用麻黄細辛發表而已豈有用辛熱温補之法耶若用温補則補其風寒於腎中矣况陰虛之人而感風寒亦必由太陽入仍屬陽邪其熱必甚兼以燥悶煩渴尤宜清熱散邪豈可反用熱

藥若果直中三陰則斷無壯熱之理必有惡寒倦臥厥逆喜熱等症方可溫散即如傷寒差後房事不慎又發寒熱謂之女勞復此乃久虛之人復患大症依今人之見尤宜峻補者也而古人治之用竹皮一斤煎湯服然則無痲而房後感風寒不宜用熱補矣故凡治病之法總視目前之現症現脉如果六脉沉遲表裏皆畏寒的係三陰之寒症即使其本領強壯又絶慾十年亦從陰症治若使所現脉現症的係陽邪即使其人本體虛弱又復房勞過度亦從陽治如傷寒論中陽明大熱之症宜用葛根白虎等方者瞬息之間轉入三陰即改用溫補若陰症轉陽症亦即涼散此一定之法也近日惟喻嘉言先生能知此義有寓意草中黃長人之傷寒案

可見餘人皆不知之其殺人可勝道哉

論汗法　仲景曰寸口脈浮而緊浮則為風緊則為寒風則傷衛寒則傷營營衛俱病骨脊煩疼當發其汗也　曰三陽皆受病未入於府者可汗而已　曰太陽病脈浮緊無汗發熱身疼痛八九日不解表症仍在者此當發其汗景岳曰此以太陽經為言然陽明少陽亦當汗之　曰太陽病頭痛發熱身疼腰痛骨節疼痛惡風無汗而喘者麻黃湯主之　曰脈浮而數者可發汗宜麻黃湯　曰太陽與陽明合病喘而胸滿者邪在表也不可下宜麻黃湯主之　曰陽明病脈浮無汗而喘者發汗則愈宜麻黃主之　曰太陽病項背強几几然無汗惡風者宜葛根湯主之　曰太陽與陽明合病者必自下利葛根

湯主四之ナ曰太陽中風脈浮緊發熱惡寒身疼痛不汗出而煩躁者大青龍湯主之　曰太陽病發熱汗出惡風脈緩者為中風　太陽病頭痛惡風者桂枝湯主之　曰太陽外證未解脈弱者當以汗解宜桂枝湯主之　曰陽明病脈遲汗出多微惡寒者表未解也可發汗宜桂枝湯主之

曰病如瘧狀日晡所發熱者屬陽明也脈浮虛者當發汗宜桂枝湯　曰太陰病脈浮者可發汗宜桂枝湯　曰厥陰症有下利腹脹身體疼痛者先溫其裏乃攻其表溫裏宜四逆湯攻表宜枝桂湯　曰下利後身疼痛清便自調者急當救表宜桂枝湯以身痛為表症

發汗

曰傷寒發汗解半日許復煩脈浮數者可更發汗宜桂枝湯主

之　曰少陰病始得之反發熱脈沉者麻黄附子湯主之　曰太陽病不解轉入少陽脇下硬滿乾嘔不能食往來不寒熱脈沉緊者與小柴胡湯　曰嘔而發熱者小茈胡湯主之　曰陽明病發潮熱大便溏小便自可胸脇滿者小茈胡湯主之　曰陰症不得有汗今頭汗出故知非少陰也可與小茈胡湯　曰二陽併病太陽初得病時發其汗汗出不徹因轉屬陽明續自微汗出不惡寒病症不罷者不可下下之為逆如此者可發小汗　景岳曰汗之徹者其故有三如邪在經絡筋骨而汗出皮毛者此邪深汗淺衛解而營不解也一不徹也或以十分之邪而去五分之汗此邪重汗輕二不徹也或寒邪方去猶未清楚遽起風露而因復感此新

舊相踵三不徹也凡遇此者當辨其詳而因微甚以再汗之

禁汗　下利清穀不可攻表汗出必脹滿以重亡津液也　汗家

衄家不可發汗　血家不

不可發汗　陽虛不可重發汗　咽喉乾燥者不可發汗血咽中

可發

關塞汗　婦人經至　淋家不可發汗　咽喉乾燥者不可發汗　咽中

閉塞不可發汗發汗則吐血氣欲絕　身重心悸者不可發汗

瘡家雖身疼痛不可發汗發汗則痓　欬而小便利若失小便者

不可發汗汗出則四肢厥逆冷　諸動氣不可發汗　又有曰

非身熱惡寒不可汗　風溫濕溫不可汗　其人腎氣不足難得

汗

論吐法　仲景曰病人手足厥冷脈乍緊者邪結在胸心中滿而

煩飢不能食者病在胸中當吐之宜瓜蒂散　病在手足厥逆脈乍結以客氣在胸中心下滿而煩飲食不能入者病在胸中當吐之　曰病如桂枝症頭不痛項不强寸脈微浮胸中痞硬氣上冲咽喉不得息者此為胸有寒也當吐之宜瓜蒂散　少陰病飲食入口則吐心中温温欲吐復不能吐始得之手足寒脈弦遲者此胸中實也不可下也當吐之若膈上有寒飲乾嘔者不可吐也急温之宜四逆湯　宿食在上脘當吐之　諸亡血諸虛家病勢危老弱氣衰皆不可吐

論下法　曰三陰皆受病已入於府者可下而已　曰脈浮而大心下反硬有熱屬藏者攻之不可令發汗（此以心下硬而熱在藏即雖浮大者病亦屬裏故不

（宜汗而攻難也）曰傷寒不大大便六七日頭痛有熱者與承氣湯（以陽明有熱故可攻之）　曰陽明病外已解而潮熱者可攻裏也手足濈然而汗出者此大便已硬也大承氣湯主之若雖多而微發熱惡寒者表未解也其熱不潮未可與承氣湯　曰陽明胃中有燥屎者可攻之病人不大便五六日繞臍痛煩躁發作有時者此有燥屎也　曰汗出譫語者以有燥屎在胃中此有風也須下之宜大承氣湯　曰陽明病發熱汗多者熱在裏也急下之宜大承氣湯　曰陽明發汗不解腹滿痛者邪在裏也急下之宜大承氣湯　曰病腹中滿痛者此為熱也當下之　曰腹滿不減減不足言當下之宜大承氣湯曰傷寒六七日結胸實熱脉沉而緊心下痛按之石硬

或心下至少腹硬滿而痛不可近者大陷胸湯主之　曰陽明少陽合病脈滑而數者有宿食也當下之宜大承氣湯按此一条必須兼脈症而察之盖傷寒之脈滑數者居多若無脹痛未必為食不可據滑之脈而攻之　曰表已解而內不消非大滿猶生寒熱則病不除也按此一条言若非大滿而猶生寒熱者是表病猶不除也尚不可下　曰若表已解而內不消大滿大實堅有燥屎自除下之雖四五日不能為禍也若不能下而便攻之內虛熱入臟熱遂利煩躁諸變不可勝數輕者因篤重者必死按此一条言外表症內有堅滿然後可下止以見下不宜輕輕下者為禍不小也　曰太陽病熱結膀胱其人如狂血自下下者愈若表未解者不可攻當先解表表已解但少腹急結者乃可攻之宜桃仁承氣湯又凡傷寒熱邪傳裏服下藥後仍用鹽炒麸皮一升許將絹包於病人腹款款熨之使藥氣得熱則行大便必易通也

忌下法　如太陽病外症未解不可下下之為逆　太陽與陽明合病喘而胸滿者邪在表也不可下之　陽明病若發熱惡寒者表未解也不可下　陽明病潮熱大便初硬後溏者不可攻之　陽明病腹未滿初頭硬後必溏者未實熱也不可攻之　陽明病雖有潮熱而大便不硬者未可與承氣　不轉矢氣者其內不堅慎不可攻　陽明病心下硬滿者不可攻攻之利不止者死心下其邪在胸未入府故不可攻　藏結無陽症不往來寒熱其人反靜舌上苔滑者不可攻　病欲吐不可下嘔多雖有陽明症不可攻之此嘔多者病在上焦病在上而攻其下取敗之道也　陽明病若汗多微發熱惡寒者外未解也其熱不潮未可與承氣　濕家下之額上汗出微喘小

便利者死下利不止亦死　陽明病不能食攻其熱必噦所以然者胃中虛冷故也以其人本虛故攻其熱必噦　陰強無陽病者雖其大便堅硬亦不可下下之則不（清）穀腹滿　陰陽俱虛惡水者若下之則裏冷不嗜食大便完穀出　陽微者不可下下之則心下痞硬　惡寒者不可下　小便利者火不盛不可下　諸四逆厥者不可下　咽中閉塞者不可下　發汗多亡陽讝語者不可下　諸虛者不可下下之則陽虛而生寒　仲景曰極寒反汗出身必冷如水其有眼睛不慧語言不休回（口）雖欲言舌不得前者皆死　陰虛水虧者虛煩燥躁者不可下重亡其陰萬無生理矣

欲解症　問曰脈病欲知愈未愈何以別之寸口關上尺中三處

大小浮遲數同等雖有寒熱不調此熱為陰陽和平雖劇當愈浮緊芤戰汗之脈浮數者有汗不戰太陽病無汗而衄者自愈脈傷寒兩手無脈曰雙伏一手無脈曰單伏病人寒而厥面色不澤昏昧忽無脈或一手二手必是有正汗也如天之欲兩六合昏昧急服生脈散加陳皮姜棗晬時〔時〕必有大汗而解

陰病見陽脈者生陽病見陰脈者死

脈陰陽俱盛大汗出脈不解者死

手足逆冷脈沉細語言譫妄者死

脈陰陽俱症俱虛而見讝語妄者死

傷寒六七日脈微手足厥逆燥〔煩〕躁灸

脈厥不還者死

寸脈上不至關為陽絕尺脈下不至關為陰絕皆不治決者死

傷寒下利十餘行脈反實者死

浮濇而緊為傷

寒　浮而緊者表實可汗　浮而緩弱表虛宜救　沉數或疾滑或沉實裏可下　沉細微遲軟裏虛可溫　中候而數為胃實中候而遲為胃虛　寸口沉細無力為陽中伏陰　尺部沉數有力為陰中伏陽　寸部數大有力為重陽　尺部遲細無力為重陰　寸脈微細為脫陽　尺部無力為脫陰　寸脈弱者忌吐尺脈弱者忌下

舌　舌白薄苔　初起不可消食　黃苔不甚厚胃熱也灰黃色者黃色下症也　黑苔燥而有地黃黑必渴飲唇焦而赤此實熱也清之　如青灰色望之乾捫之濕必脈細無力陰盛陽衰也溫之　光苔　鮮紅潤澤者胞絡病也　紅而光亮者胃陰

亡也　紅苔　大紅無苔者君火之色浮於外　純紅色必腎氣素虛無他症忽現此舌每用附子引火歸原　如土硃色有細裂紋乾癟枯形者凶

舌短　舌硬　舌卷　皆邪氣勝真陰氣虧

舌强　舌燥而語不清因燥而不清可治者可治　舌潤而語言不清所謂口雖欲言舌不得前者死症也　芒刺　傷寒津液乾可下之　醫宗云邪在表者舌上無苔半表半裏白苔而滑傳裏則乾燥熱深則黃熱極則黑也　舌上白苔者小柴胡湯　熱聚胃口則舌黃承氣湯　舌純有二種皆死證也有火極似水者為熱極大承氣湯有水來尅火者為寒極脈證必寒附子理中湯　七八日不解熱在裏表

裏俱熱，時時惡風，舌燥欲飲水數升。白虎加人參湯

差後昏沉，或十日或二十日，終不惺惺，常昏沉，精神言語錯謬，無熱寒，醫或作鬼祟，或作瘋疾，不救斂，都是汗不盡，餘毒在心胞間所致。知母麻黃湯、導赤各半湯

餘熱不退。通用小柴胡湯

狂言者。辰砂益元散

虛熱。人參白虎湯

虛熱煩不得眠。酸棗仁湯

不食。人參白朮散

虛煩欲吐。竹葉石膏湯

從以下有水氣者。水漬為腫，牡蠣澤瀉湯

有病後血氣未復，精神未全，多夢寐中魔。宜歸芎六君子、人參溫胆

調理

凡人胃氣強盛，可饑可飽，若久病之後，胃氣薄弱，最難調理。蓋體胃體如竈，胃氣如火，穀食如薪，合水穀之精微，升散為血脈者如焰，其糟粕下轉為糞者如燼。是以竈大則薪多，火盛薪斷而

餘焰猶存若些小鐺釜只宜薪數莖稍多則壅滅稍斷則火絶矣若夫大病之後客邪新去胃口方開幾微之氣所當接續多與早與皆遲與非所宜須先與粥飲次糊飲次糜粥循序漸進先後勿失其時當設爐火晝夜勿令斷絶以備不時之用思穀即與稍緩則胃饑如灼再緩則胃氣傷反不思食矣既不思食若照前與之雖食而勿化弗化則傷之傷之則爲食復矣已成食復則當選用前食復本條矣又當如初進法若更多與及粘硬之物胃氣壅甚必脹滿難支氣絶穀存乃至反復顛倒形神俱脱而死矣此一節乃吳又可溫疫論

還病　内經曰熱病以愈時有所遺者何也諸遺者熱甚而强

食之視其虚實調其逆從可使必已熱病少愈食肉則復多食則遺也此其禁也前病一候還病一候前病二候還病二候前戰汗還亦戰汗

食復以枳實梔豉　痞者生姜瀉心湯

勞復　新瘥勞動其熱熱氣還經遂復熱也梳洗言動太早或憂悲思慮皆能復也小柴胡合梔豉

女勞後　不治仝陰陽易虚者人參逍遥湯崔氏治復病梔豉加鼠糞又瘵勞復垂死者煖陽洗四五歲女女子陰取陽則愈

食復神麯湯　外臺方

自復吳又可　無故自復者以邪未盡此名自復當問前得某症所見何病稍與前藥以徹其餘邪自效此散而復聚治以制小其劑

死症　陶節庵曰凡看傷寒極要識各經中死證死脈一一理會

過免致臨證疑惑但見死証便當以脈參之如果有疑切弗下藥雖至親免懇亦不可治倘有差失病將歸於己矣

一脈浮而洪身汗如油喘而不休水漿不入形體不仁乍靜乍亂此命絕也　汗出髮潤喘而不休此肺絕也　形如煙煤真視搖頭此心絕也　環口黎黑冷汗發黃此脾絕也　溲便遺失狂言反目真視此腎絕也

少陰病惡寒身踡而利手足逆冷冷者不治　少陰病吐利躁煩四逆者死　少陰病六七日息高者死

少陰至五六日自利煩躁不得卧寐者死　少陰病下利厥逆無脈服藥後脈微續者生脈暴出者死　少陰病但厥無汗而强

發之必動其血未知從何道出或從口鼻或從目出是名下厥上竭為難治下厥者陰氣逆於下上竭者陰血竭於下也

一陰病見陽脈者生陽病見陰脈者死　脈純弦者死　脈陰陽俱虛熱不止死　脈陰陽俱盛大汗出脈不解者死　手足逆冷脈沉細譫語妄言者死　傷寒六七日脈微手足厥煩躁灸厥陰厥不還者死　寸脈上不至關為陽絕　尺脈下不至關為陰絕此皆不治決死也　傷寒下利日十餘行脈反寔者死　一陽寒病脇下素有痞氣連於臍旁痛引小腹入陰筋者此名臟結死　發熱下利厥逆躁不得臥者死　發熱下利甚至厥不止者死　真視譫語喘滿者死下利者亦死　下利發熱者亦死發熱而厥七日

下利者難治　傷寒六七日發熱而利汗出不止者死有陰無陽故也　陽氣前絶陰氣後絶者陽症也其人死後身色必赤腋下温心下熱也

金匱要畧曰六府氣絶於外者手足寒五臟氣絶於内者利下不禁蓋傷寒發熱爲邪氣獨甚若下利至甚厥不止此以邪未解而藏府之氣先絶故死

靈樞熱病篇曰熱病不可刺者有九　一曰汗不出大顴發赤噦　二曰泄而腹滿者甚死　三曰目不明熱不已者死　四曰老人嬰兒熱而腹滿者死　五曰汗不出嘔下血者　六曰舌本爛熱不已者死　七曰欬而衄汗不出出不至足者死　八曰髓熱者

死　九曰熱痓者腰折瘛瘲者齒噤齘也

狐惑　狐惑之為病狀如傷寒默默欲眠目不得閉臥起不安蝕於喉為惑蝕於陰為狐不欲飲食惡聞食臭其面目乍赤乍黑乍白蝕於上部則聲甘艸瀉心湯主之蝕於下部則咽乾苦參湯洗之蝕於肛者雄黃薰之

此大病後腸胃空虛三蟲求食食人五臟蝕其喉為惑其聲蝕蝕於肛為狐其咽乾殺人甚當看上脣有瘡虫蝕其臟下脣蝕其肛

上部三黃瀉心湯　蝕下部苦參洗雄黃薰　通用黃連犀角湯

百合病

百合病百脈一宗悉致其病也意欲食復不能食常默然欲臥不

能卧欲行不能行飲食或有美或有不欲聞食臭時如寒無寒如熱無熱口苦小便赤諸藥不能治得藥則劇吐利如有神靈者身形如和其脈微數每溺時頭痛者六十日愈若溺時頭不痛淅淅然者四十日愈若溺時快然但頭眩者二十日愈其證或未病而預見或病四五日而出或二十日或一月後見者各隨症治之

分之則為百脈合之則為一宗言周身之血盡歸於心也心主血脈人主火若火深則熱蓄不散流於血脈故百脈一宗悉致其病也今病在血不在氣故如寒無寒如熱無熱欲食不食欲卧不卧上熱則口苦下熱則便赤皆陽火爍陰無可奈何之狀也胃弱不能食故得藥則劇吐利病不在皮肉筋骨則身形如和惟熱血故脈微數心火上炎不交於腎虛則頭眩或用百合以安心補神能血去

百合病發汗後者百合知母湯主之

百合病下之後者百合

滑石代赭湯主之　　百合病吐之後者百合鷄子湯主之

百合病不經吐下發汗病形如初百合地黄湯主之　百合病一月不解變成渴者百合洗方主之　百合病渴不差者括蔞牡蠣散主之　百合病變發熱者百合滑石散主之　百合病見於陰者以陽法救之見於陽以陰法救之　見陽攻陰復發其汗此為逆見陰攻陽乃復下之此亦為逆　此大病後未復失於調理餘症在陽醫反下之餘症在陰醫反汗之此百脈一宗悉致其病也無復經經絡故為謂之百合

桂枝湯　芍藥　甘草　生姜　大棗

加人參名新加

加黄芩名陽旦湯

加乾姜名陰旦湯　加栝蔞名栝蔞桂枝湯

麻黄湯　麻黄附子細辛湯

麻黄　桂枝　甘草　杏仁

各半湯　麻桂合

白通湯

乾姜　附子　葱白

白通加人尿胆汁湯　共五味

四逆湯

附子　乾姜　炙草

加人參名四逆加人參湯　即四逆通脈湯

葛根湯

葛根　麻黄　桂枝　芍藥　甘草　姜枣

升麻鱉甲湯　治陽毒

升麻　鱉甲　雄黄　蜀椒　當歸　甘草

升○麻○　鱉○甲○　當○歸○　甘○草○

名升麻鱉甲去雄黄蜀椒湯　治陰毒

霹靂散　治陰盛格陽身冷脈浮煩躁欲飲水

附子　用冷灰理埋之取出細研入真臘茶同研

結胸罨法　治結胸用此罨之（亦治陰症）

葱白　萊卜子　生姜

理中湯　治陰寒嘔利腹痛

人參　白朮　乾姜　甘草

加附子名附子理中湯　理中去朮加桂湯去白朮加肉桂

白虎湯　治躁煩熱渴

石膏　知母　粳米　甘草

加人參名人參白虎湯

承氣湯見溫病門

破陰丹　治脈伏陽脱症

硫黄　硝石　太陰元精石　乾姜　附子　桂心

燒裩散　治陰陽易右取婦人中裩近陰處剪燒灰以水和服方寸匕日三服小便即利陰頭微腫

則愈　婦人病取男子裩當燒灰引其邪火從陰處出也

陰毒熨臍法　射香硫黄填臍葱餅盖之熨

夾陰傷寒須用燒紅磚隔布數層在肚腹之上熨或葱盖慰

陰陽易方　繆仲醇　裩襠　兩頭尖　麦冬　韮白　柴胡

更用竹皮湯

竹[illegible]皮湯外臺　治女勞復陰陽易

刮青竹皮一斤　煎服

樂

證治明辨

證治明辨卷二

古吳後學王毓銜吉安氏編輯

門人

陳少槎　歸甘卿

李壽仙　盛良臣

俞呂仙　男　琴舫

陳膺卿　孫　倜臣

小門人

顧國治

孫明德

泄瀉暑

經曰清氣下則生飧泄者濕勝則濡者為病溫後夏至日為病暑（凡病傷寒而成溫　先夏至日）暑當與汗皆出勿止　又曰因於暑汗煩則喘喝靜則多言　曰氣盛身寒得之傷寒氣虛身熱得之傷暑　曰夏暑汗不

出秋成風瘧　　曰夏傷於暑秋必痎瘧

論曰太陽中暍發熱惡風寒身重而疼痛其脉弦細芤遲小便已洒洒然毛聳手足逆冷小有勞身即熱口開前板齒燥若發其汗則惡寒甚加溫鍼則發熱甚數下之則淋甚中暍即中暑暑為六溼之一故先傷太陽而為寒熱也然暑陽邪也乃具症反身重疼痛其脉反弦細芤遲者雖名中暍而實兼溼也小便已洒洒然毛聳者太陽主表內合膀胱便已而氣餒也手足逆冷者陽內聚而不外達故有小勞即氣出而身熱也口開前板齒燥者熱盛於內而氣溼於外也蓋暑雖陽邪而氣恒於溼相合陽求陰之義也暑因溼入而暑反居溼之中陰包陽之義衆也治之者一如分解風溼之法辛以散溼寒以清暑可矣若發汗則徒傷其表溫鍼則更益其熱下之則熱且內陷變症隨出皆非正治暑溼之法也

俞嘉言曰夏月人身之陽以汗而外洩人身之陰以熱而內耗陰陽兩不足故仲景禁汗下溫鍼

太陽中熱者暍是也汗出惡寒身熱而渴白虎加人參湯主之中熱

亦即中暑暍即暑之氣也惡寒熱者熱氣入則皮膚緩腠理開閉則洒然寒與傷寒惡寒不同發熱汗出而暍表裏熱熾胃液待潤求救於水故與白虎加人參以清熱生陰爲中暑而無濕者之法也

俞嘉言曰熱者天之氣也暑者日之毒也濕者天之氣也三氣相合感病之人獨多避之不免惟有藏精之法可恃夏月藏精則熱邪不能侵與冬月之藏精而寒邪不能入者無異也夏月獨宿兢兢提防金水而藏允爲保身之儀式矣每見貴介醫齡之子夏月出帷納涼暗中多開慾竇以致熱邪乘之傷風咳嗽漸成虛怯尪瘦等病者甚多有賢父兄者自宜防之早矣

太陽中暍身疼熱疼重而脈微弱此以夏月傷冷水水行皮中所致也一物瓜蒂散主之暑之中人也陰虛而多大者暑即寓於大之中爲汗出而煩渴陽虛而多濕者暑即伏於濕之內爲身熱而疼重故暑病恒以濕爲病而治濕即所以治暑瓜蒂苦寒能吐能下去身面四肢水氣水去而暑無所依將不治自解矣

景岳曰暑本夏月之熱病然有中暑而病者有因暑而病者致此其病有不同而總由於暑故其為病則有陰陽二證曰陰

暑曰陽暑治猶氷炭不可不辨也陰暑者因暑而受寒者也凡人之畏暑貪凉不避寒氣則或於深堂大厦或於風樹地樹陰或以乍寒乍熱之時不謹衣被以致寒邪襲於肌表而病為發熱頭痛無汗惡寒身形拘急體肢痠疼等症此以暑月受寒故名陰暑即傷寒也惟宜溫散為主又有不慎口腹過食生冷以致寒凉傷臟而為嘔吐瀉痢腹痛等症此亦因暑受寒但以寒邪在内治宜溫中是陰暑之屬也

陽暑者乃因暑而受熱者也在仲景即謂之中暍凡以盛盛暑烈日之時或於長途或於田野不辭勞苦以致熱毒傷陰而病為頭痛煩躁肌體大熱大渴大汗脉浮氣喘或無氣以動等症此暑月受熱故名陽暑益元竹葉石膏月夏月盛

暑之時必令身有微熱汗此養身之道最得時者也若必使快然無汗則未免陰勝於陽多致疾矣　潔古曰靜而得之為中暑陰症動而得之為中熱陽症李時珍曰有處高堂大厦而中暑緣納涼太過飲冷太多陽氣為陰邪所遏故見頭痛惡寒之症用香薷以發越陽氣散水和脾則愈此正言陰暑也香薷為夏月發散之品其性溫熱香薷性溫氣升熱服易吐佐若降加杏仁芩連則不吐景岳曰香薷氣香竄而性沉寒惟其氣竄所以能通達上下而去菀蒸之濕熱惟其性寒所以能解渴除煩而清搏結之火只宜於中暑之人中熱之人誤服反成大害　夏月路途辛苦之人為暑毒所中即刻卒仆於地者如中風狀戴氏名曰暑風暑風卒倒類乎中風不可從風治有大黃龍丸僅或其人陰血素虧暑毒深入血分以撥大或大蒜一大瓣嚼爛水送下如不能研灌下不可輕散治之

動即將道途中熱泥土繞臍四圍堆壅以旁人小便溺在臍中一面將道途泥土以童便乘熱調勻澄清灌服如牙關緊閉以烏梅肉擦開候醒時擡至靜室方可用藥

薛立齋曰按東垣先生云暑熱之時無病之人或避暑熱納涼於深堂大廈得之者名曰中暑其病必頭痛惡寒身形拘急肢節疼痛煩熱無汗為房室陰寒所遏使周身陽氣不得伸越以大順散主之

若行人或農夫於日熱之中勞役得之者名曰中熱其病必苦頭痛躁熱肌熱大渴汗泄懶動為天熱外傷肺氣以蒼朮白虎湯涼劑主之

俞嘉言曰傷寒夾陰誤用陽旦得之便厥傷暑夾陰誤用香薷入喉便喑後賢於香薷飲中加參耆陳朮木瓜兼治內傷誠有見也

大黄龍丸治中暑身熱頭疼狀如脾寒或煩渴嘔吐昏悶不食嘗見云有中暍昏死灌之立甦暑邪深入少陰消渴連梅湯主之入肝麻痹連梅湯主之心熱煩躁神迷甚者先與紫雪丹再与連梅湯暑邪深入厥陰舌灰消渴心下板實嘔噁吐蚘寒熱下痢血水甚至聲音不出上下格拒者椒梅湯主之

昔張鳳逵彙集暑門名傷暑全書謂入肝則眩暈頭麻入脾則昏睡不覺入肺則喘咳痿躄入腎則消渴非專心主而別藏無專入也治暑先用辛涼繼用甘寒後用酸泄斂津不必用下如外感風寒忌用柴葛羌防如表熱無汗辛涼輕劑宣通上焦如杏仁連喬薄荷竹葉

濕病

太陽病關節疼痛而煩脈沉而細者此名中濕亦名濕痺濕痺之候小便不利大便反快但當利其小便濕為六淫之一故其感人亦如風寒之先在太陽但風

寒傷於肌膝而濕則流入關節風脈浮寒脈緊而濕脈則沉而細濕性濡滯而氣重着故亦名痹痹者閉也然中風者必先有內風而後召外風中濕者亦必先有內濕而後感外濕故其人平日土德不及而濕動於中由是氣化不速而濕侵於外外內合邪為閔節疼煩為小便不利大便反快治之者必先逐內濕而後可以除外濕故曰當利其小便東垣云治濕不利小便非其治也然此疼沉而小便不利者設耳若風寒在表與濕相搏脈浮惡風身重疼痛者則必以麻黃杏仁桂枝附子發其汗為宜矣詳見後條

濕家之為病一身盡疼發熱身色如熏黃也濕外盛者其陽必內鬱濕外盛者為身疼陽內鬱則發熱熱與濕合交蒸互鬱則身色如熏黃熏黃者如烟之熏色黃而晦濕氣沉滯故也若熱黃則黃而明所謂身黃如橘子色也

濕家其人但頭汗出背強欲得被覆向火若下之早則噦或胸滿小便不利舌上如胎者以丹田有熱胸中有寒渴欲得飲而不能飲則口燥煩也寒濕居表陽氣不得外通而但上越為頭汗出強為背強欲得被覆向火是宜驅寒濕以通其陽乃反下之則陽更被抑而噦乃作矣或上焦之陽不布而胸中滿或下焦之陽不化而小便不利隨其偏之處而為病也舌上湯

如胎者本非胃熱而舌上津液燥聚如胎之狀實非胎也蓋下後陽氣反陷於下而寒濕仍聚於上於是丹田有熱而渴欲得飲胸上有而復不能飲則口舌燥煩而津液乃聚耳

濕家下之額上汗出微喘小便不利者死若下利不止者亦死濕病在表宜汗在裏宜利小便苟非濕熱蘊積成實未可遽用下法額汗出微喘陽已離而上行小便利下利不止除復決而下走陽陰離決故死一作小便不利者死謂陽上游而陰不下濟也亦通

風濕相搏一身盡疼痛法當汗出而解值天陰雨不止醫云此可發其汗汗大出者但風氣去濕氣在是故不愈也若治風濕者但微微似欲汗出者風濕俱去也風雖濕雖並為六淫之一故然風無形濕有形風氣迅而濕氣滯值此雨淫濕勝之時自有風易却而濕難除之勢而又發之速而驅之過宜其風去而濕不与俱去也故欲濕之去者但使陽氣內蒸而不驟泄肌肉關節之間充滿流行而濕邪自無地可容矣此發其汗但微微似欲汗出之旨歟

濕家病身疼發熱面黃而喘頭痛鼻塞而煩其脉大自能飲食腹中和無病

病在頭中寒濕故鼻塞內藥鼻中則愈寒濕在上則清陽被鬱身疼頭痛鼻塞者濕上甚也發熱而黃煩喘者上鬱也而脈大則非沉細之比腹中和無病則非小便不利大便反快之比是其病不在腹中而在頭療之者宜但治其頭而毋犯其腹內藥鼻中如瓜蒂散之屬使黃水出則寒濕去而愈不必服藥以傷其和也

濕寒家身煩疼可與麻黃加朮湯發其汗為宜慎不可以火攻之身煩疼者濕兼寒而在表也用黃麻黃湯以散寒用白朮以除濕俞氏曰麻黃得朮雖發汗不至多汗而朮得麻黃並可以行表裡之濕下趨水道不可以火攻者恐濕與熱合而反增發熱也

病者一身盡疼發熱日晡所劇者此名風濕此病傷於汗出當風或久傷取冷所致也可與麻黃杏仁薏苡甘草湯此亦散寒除濕之法日晡所發劇不必泥定肺與陽明但以濕無來去而風有休作故曰此名風濕然雖言風而寒亦在其中矣觀下文云寒汗出當風又曰久傷取冷意可知矣蓋痙病非風不成濕痺無寒不作故以麻黃散寒苡仁除濕杏仁利氣助通泄之用甘草補中予勝濕之權也

風濕脈浮身重汗出惡風者防己黃耆湯主之風濕在表法當

從汗濕出而解乃汗不得發而自出表尚未解而已虛汗解之法不可守矣故不用麻黃出之皮毛之表而用防己驅之肌膚之裏服之後如虫行皮中及行從腰下如水皆濕下行之徵也然耆非耆术甘草也能使衛陽復振而驅濕下行哉

傷寒八

九日風濕相摶身體疼煩不能自轉側不嘔不渴脈浮虛而濇者桂枝附子湯主之若大便堅小便自利者去桂枝加白术湯主之身體煩疼不能自轉側者邪在表也不嘔不渴裏無熱也脈浮虛而濇知其風濕外持而衛陽不正故以桂枝湯去芍藥之收酸加附子之辛溫以振陽氣而敵陰邪若大便堅小便自利知其在表之陽雖弱而在裏之氣猶治則皮中之濕自可驅之於裏使從水道而出不必更發其表以危久弱之陽矣故於前方去桂枝之辛散加白术之苦燥合附子之大力健行者於以並走皮中而逐水氣亦因其勢而利導之法也

風濕相摶骨節煩疼掣痛不得屈伸近之則痛劇汗出短氣小便不利惡風不欲去衣或身微腫者甘草附子湯主之此亦濕勝陽微之症其治亦不出助陽散濕之法云得微汗則解者非正發汗也陽微而陰自解耳夫風濕在表本當從汗

汗而解麻黄加术湯麻黄杏仁薏苡甘草其正法也而汗出表虚者不宜重發其汗則有防己黄耆實表行濕之法而白术附子則又補陽以為行者也表虚無熱者不可遽發其陽則有桂枝附子温經散温之法而甘草附子則兼補中以為散者也即此數方而仲景審病之微用法之變蓋可見矣

俞西昌曰夏月之濕皆為熱濕非冬月之濕為寒濕而金匱取用附子之方何耶不思陽氣素虚之人至夏月必且益虚虚故陽氣不充於身而陰濕得以據之此而治濕之常藥施之其虚陽必隨濕去有死而已故陽虚濕盛舍助陽別無驅濕之法亦不得不用之法耳

經曰因於濕首如裹　傷於濕者下先受之　濕為重濁有質之邪若從外而受者皆由地中之氣升騰從内而生者皆由脾陽之不運雖云霧露雨濕上先受之地中潮濕下先受之從上從下遍體皆受此外感之濕着於肌體雖未必即入臟府治宜表散而不宜大汗兼風者散之兼寒者温之兼熱者清之此外感之濕也

如飲食不節脾家有濕脾主肌肉四肢外感肌體之濕亦漸次入藏府矣亦不外受濕而但濕從內生者必其人膏梁酒醴過度或茶酒生冷治宜辨體質陰陽可以知寒熱虛實之治若其人色蒼而瘦肌肉堅結其屬陽此外感濕邪必易化熱若內生濕邪多飲膏梁酒醴必患濕熱濕火之症若其人色白柔軟者屬陰外感濕邪不易化熱內生之濕多因生冷茶酒必患寒濕之症　若治法濕阻上焦用開肺氣佐以淡滲通膀胱即啓上閘開支河導水勢下行也若脾陽不運濕滯中焦用朮朴姜半之屬以溫運之以苓澤腹皮滑石滲泄之亦尤低窊濕處必得烈日晒之或以剛燥培土開溝渠以泄之耳用藥以苦辛寒治寒濕概以淡滲佐之再加風

藥甘酸膩濁在所不用總之腎陽充旺脾土健運自無寒濕之症
肺金清肅之氣下降膀胱之氣化自調自無濕火濕熱暑濕之症
洄溪云治濕不以燥熱之品而皆以芳香淡滲之藥疏肺氣而和
膀胱此為良法惟健脾消痰培土之方亦佳治濕熱上甚為熱其人
小便必不利蓋膀胱之氣化先為濕熱所壅而不行是以既上之
濕難於下趨故治濕不利小便非其治也可見治上甚之濕熱利
小便為第一然有陽實陽虛二候陽實者小便色赤而痛利其小
便則上焦遏鬱之陽氣通其濕熱自從膀胱下注而出矣陽虛者
小便色白不時淋濁而多汗一切利小水之藥即不能施若誤施
之即犯虛虛之戒西昌醫通為真陽素虧汗出小便滴瀝正泉竭而陽

欲出之象若恣胆利之真陽無水維附頃刻脫離而死矣俞氏謂下受之溼從上焦之陽而變為熱溼至上焦而變為熱其症夏月為最多蓋夏月地之溼氣上合於天之熱氣日之暑氣結為炎蒸人身應之頭面亦廝又曰風寒之邪中人不得妄用若寒溼熱之邪中人不得妄用辛溫曰中溼有與中風相似者其脈必沉濇沉細由脾虛素多積痰偶觸時令溼熱內搏其痰心胸涎壅口眼喎斜半身不遂昏不知人其治亦在太陰若作中風治則脾氣立虧亦救之也

伏邪

暑溼之傷驟者在當時為患緩者於秋後為伏氣之疾其候也脈色必滯口舌必膩或有微寒或單發熱熱時脘痞氣窒渴悶煩灼究每至午後則甚入暮更劇熱至天明得汗則諸恙稍緩日日如是必要二三候外日減方得全解倘如元氣不支或治非法不治

者甚多比傷寒其熱緩比瘧寒熱不分明其變幻與傷寒同其愈覺纏綿若表之便易溏（汗易徹攻之）過清則肢冷嘔噁過燥則唇齒燥裂每遇秋來最多是症已任編名之秋時晚發感症瘧是瘧總以感症法治之不比風寒之邪一汗而解溫熱之氣投涼即安暑與濕為薰蒸粘膩之邪也　長夏受暑過而發者名曰伏暑霜未降而發者少輕霜既降而發者則重冬日發者尤重　溫熱條辨曰子午丑未之年為多也子午君火司天暑本於火也丑未濕土司天暑得濕則留也

夏月受暑即發者曰冒暑又曰吸受暑穢

夏至之後為冒暑白露之後為暑

熱病方論

傷寒脈浮滑此表有寒裏有熱白虎湯主之

方周註脈浮者風也言不獨傷於寒也滑為裏熱以滑且浮知不獨在裏也故指言此表有熱蓋表裏俱熱之謂也表裏有寒者裏字非對面而稱以熱之裏言蓋傷寒之熱本寒因也故謂裏有寒指熱之所以然者言也夫表裏皆熱之欲兩解之誠哉其難也譬夏秋兩屆之間燥熱酷甚非金風之薦涼則毒暑不解世本作表有熱裏有寒必傳寫之誤

三陽合病腹滿身重難以轉側口不仁而面垢譫語遺溺發汗則譫語下之則額上生汗手足逆冷若自汗出者白虎湯主之

周註此因中暍而引動伏邪齊出三陽為病極重腹滿者熱本病身重難以轉側者濕本病也若曰不仁而面垢譫語遺溺則暍本病矣惟熱暍相兼其勢[熱]尤劇此時尚便汗之則津液外亡而譫語轉甚若下之則陰氣下暍而陽氣上脫故額上汗手足逆冷矣故必仍自汗者主以白虎設汗下而症如上者加人參為無疑也

傷寒脈滑而厥者裏有熱也白虎湯主之

周謂註滑為實邪何反至厥即熱深厥深之義故中之曰裏有熱也裏熱安得不用白虎乎

傷寒脈浮發熱無汗其表不解者不可與白虎渴欲飲水無表症者白虎加人參湯主之

周註發熱汗出熱本病也今脈浮無汗必因邪氣襲[表]矣豈可竟與白虎乎故必以辛涼先撤其邪然後治熱始為無礙假使表邪解而煩渴轉甚者明係因邪以更好津液白虎湯固非解表之劑又豈有助正之功加人參益其元也元益而熱易清矣

傷寒無大熱口燥渴心煩背微惡寒者白虎加人參湯主之

周註燥渴且煩為熱症本病而曰無大熱者以獨背微惡寒也背為太陽經位正氣大虛故微惡寒安得不用補正之藥於本湯中乎

陽明病脈而緊咽燥口苦腹滿而喘發熱汗出不惡寒反惡熱身

重若發汗則躁心憒憒反譫語若加燒鍼必怵惕煩躁不得眠若下之則胃中空虛客氣動膈心中懊憹舌上胎滑者梔子豉湯主之若渴欲飲水口乾舌燥者白虎加人參湯主之若脈浮緊渴欲飲水小便不利者豬苓湯主之

周註脈浮傷寒脈何以為熱病以其發于夏反惡熱不惡寒也又何以獨言陽明以夏時濕熱上蒸邪從胃發且腹滿而喘種種皆陽明症也然明燥非少陰症也邪陽明為從出之途少陰具伏藏之地夫既陽明熱病曷又為脈反浮緊正以夏時肌腠本開人本多汗風襲入致腠理反閉而無汗故夏之風脈每反顯冬之寒脈也今云汗出而脈亦浮緊正因浮甚有力熱邪盛而致也若不知者以辛熱汗之耗其津液必至躁妄昏昧火劫溫鍼燥其陰血必至驚擾無寐下之必亡其陰必至胃虛邪陷心中懊憹此背誤治將何以救之予觀其舌上胎滑者則外邪尚在以梔子解熱香豉去邪是為合法若渴欲水漿口舌乾燥知其外邪亦入總以白虎湯為治加人參者以誤治而津液大傷也設使緊脈去而浮在發熱飲水小便不利則其浮為虛而

熱已入膀胱矣入膀胱者曷不以四苓而主以豬苓耶傷寒之小便不利結於氣分熱病之小便不利由于血分者也因邪鬱既深耗液日久故必阿膠補虛滑石祛熱而無取于白朮也

陽明病汗出多而渴者不可與豬苓湯以汗多胃中燥豬苓湯復利其小便故也

周註渴而小便不利本當用豬苓湯然汗多在所禁也此與傷寒入府不令溲數同意蓋邪出陽明已劫其津汗出復多更耗其液津液曾幾尚可下奪耶當以白虎加人參去其熱則小便之不利者津液回而自利矣

傷寒病若吐若下後七八日不解熱結在裏表裏俱熱時時惡風大渴舌上乾燥而煩欲飲水數升白虎加人參湯主之

周註吐下後至七八日不解知誤治而熱邪不為吐下少衰反甚吐下轉甚時時惡風者陽外虛也舌燥而煩渴飲水至數升者陰內亡也舍人參白虎將何以解其表裏補其津液

服桂枝湯大汗出後大煩渴不解脈洪大者白虎加人參湯主之

同註桂枝辛熱藥也熱病本汗或疑為風飲以此湯不更益其熱而大汗淋漓如是則津液益傷煩渴益甚洪大解增當與本湯加人參也審矣

一法熱病凡客邪所感不論脈浮緊惡風惡寒宜解不宜下通用雙解散去硝黃於中加減如去白术芍藥桔梗二三味加葱豉最妥

一法熱病之脈本宜洪大若見浮緊是又感夏時暴寒謂輕舉見緊略按則仍洪大以內伏已發也治宜通解散去麻黃蒼术或加葱白香豉或先以連鬚葱香豉湯減生姜撤外邪後用白虎加人參湯

一法若本病熱甚於本湯中加生地黃牡丹皮喘加瓜蔞根厚朴

杏子仁

一法若惡熱煩渴腹滿舌黄燥或黑乾五六日不大便涼膈散或三一承氣湯

一法若本病兼暑濕者或涼膈合天水散若小便不利者竹葉石膏倍石膏

一法若見兼風痰者雙解散煎一大碗先飲半作探吐法以引痰出外再盡劑微以被覆令汗出解蓋用涼藥熱飲百無一損也河間製雙解散子和演為吐法甚妙

一法誤用辛熱藥致發班讝語喘滿昏亂者黄連解毒湯

一法屢下後熱勢猶盛不便再下或諸濕內盛小便黄濇大便溏

小腹痛欲作利也宜黄連解毒湯

夏熱病死證

熱病七八日脈微小溲血口中乾一日半而死脈代者一日死熱病七八日脈不躁或躁不散数後三日中有汗三日不汗四日死

熱病已得汗脈尚躁喘且復熱喘甚者死

熱病不知痛處耳聾不能自收持口乾陽熱甚陰頗有寒者熱在骨髓死不治

熱病汗不出大顴發赤噦者死

熱病泄盛而腹愈滿者死

熱病目不明熱不已者死

熱病汗不出嘔吐下血者死

熱病舌本爛熱不止死者死

熱病欬而衄汗出不至足者死

熱病熱而痓者死腰折瘈瘲齒噤齘也

濕温

活人書云先傷於濕又中於暑名曰濕温許學士云先受暑後傷濕也所言先後感受不同然濕病則緩暑病則速由斯以推先濕後暑為確也其病兩脛逆冷胸滿頭目痛妄言多汗蓋温得暑邪遏抑陽氣故脛冷而腹滿暑挾濕邪鬱而為熱故頭痛妄言多汗其脈陽濡而弱陰小而急許學士以關前為陽關後為陰紀氏以浮為陽沉為陰羅謙甫云濡弱見於陽部濕搏暑也小急見於陰

部暑搏濕也然濕傷血則必小急暑傷氣則必濡弱於此則浮為陽沉為陰者當以矣切不可發汗汗之名曰重暍死治宜白虎加蒼朮湯如有寒熱外邪加辛涼一二味若濕勝一身盡痛小便不利大便反快者加茵陳香薷若有寒物停滯及中寒宜溫通必小便清白然後可如赤澀而少斷不可通宜十味香薷飲清暑益氣湯合天水散

王宇泰云昔人治濕溫通身足皆冷至膝下腹滿不省人事六脈皆小弱而急問所服藥皆陰病此藥此非受病重藥能重病耳以五苓散合白虎十餘劑少甦更與清燥清湯調理而安凡陰病厥冷兩臂皆冷今冷臂不冷非下厥上行故知非陽微寒厥而合用祛

熱藥也

暑溫病集方

白虎湯　治煩躁熱渴

石膏　知母　甘草　粳米　加桂枝名桂枝白虎湯　白虎去米名化班湯　加人參名人參白虎湯　加蒼朮名蒼朮白虎湯

竹葉石膏湯　治傷寒後氣逆欲吐者　其法專於滋陰養肺胃陰以復津液又治暑氣煩熱湯

人參　麥冬　半夏　甘草　粳米　竹葉　石膏

生脈散　治保肺清心

人參　五味　麥冬

三黃石膏湯　治表裏三焦熱盛

黃芩　黃柏　黃連　山梔　麻黃　豆豉　石膏

河間桂苓甘露飲　治熱鬱濕中濕居熱外

石膏　寒水石　滑石　甘草　桂枝　白术　澤瀉　猪苓

茯苓

清暑益氣湯

人參　甘草　黄耆　當歸　麥冬　五味　青皮　陳皮

神麯　黄柏　葛根　蒼朮　白术　升麻　澤瀉　大棗

生姜

六一散　解肌行水

滑石　甘草　加辰砂名益元散　加薄荷名雞蘇散　加干姜名温六散　加青黛名碧玉散　加紅麯名清六散

香薷飲

扁豆　厚朴　香薷　加黃連名黃連香薷飲　加人參黃耆陳皮白朮名十味香薷飲　加苓草名五物香薷飲

消暑丸　治伏暑煩渴而多熱痰者

甘草　半夏　茯苓　薑汁為丸　加黃連名黃連消暑丸

枇杷葉散　治中暑伏熱煩渴引飲嘔噦惡心頭目眩暈

麥冬　陳皮　香薷茹　丁香　川朴　木瓜　白茅根

嘉言作曰茅香　加生薑　枇杷葉

消暑十全丸

紫蘇　香茹　藿香　厚朴　茯苓　扁豆　檀香　木瓜

白朮　甘草

縮脾飲　專溫脾胃治吐瀉煩渴

砂仁　葛根　扁豆　甘草　草果　烏梅　直指方加香茹

大順散　治避暑廣厦食生冷襲風涼暑濕傷脾而為吐瀉

杏仁　干姜　甘草　肉桂　右先將用白砂炒甘草次入姜却下杏仁炒候不作聲為度去白砂合桂為末每服三錢水煎服白沙即河沙也

冷香飲子　治霍亂陰陽睽隔

附子　姜　甘草　陳皮　草果　水一鍾煎滾即濾清水頓冷服

地漿飲　治中暑霍亂乃暑熱內傷七情神迷所致陰氣靜則神藏躁則消亡非至陰之氣不愈坤為地地屬陰土曰靜順地漿作於墻陰坎中為陰中之陰能瀉陽中之陽也　地漿水墻陰掘黃土深三尺作坎以新汲水沃入攪濁少頃取清用之忌米湯

漿水散　治暑濕解熱渴夏月暴瀉亡陽汗多腹冷氣少脈微

桂枝　附子　乾姜　良姜　半夏　炙草　右為細末每三服三錢用地漿兩盞煎至一盞和渣服甚者三四服

潑火散　治夏月卒倒不省人事名曰暑風

黃連　地榆　青皮　赤芍

五苓散　利便消暑

白朮　桂枝　猪苓　澤瀉　加茵蔯名茵蔯五苓散　加人參名春澤湯

合四君名又春澤去桂名四苓梔子厚朴枳寔湯

平胃散　治瘋瘴痞滿

蒼朮　川朴　陳皮　甘草　加菖蒲藿香名太無神朮

神香散　治胸膈氣逆難解

丁香　蔻仁

防己黄蓍湯　治風濕脈浮身重汗出惡風

桂枝　防風　甘草　防己　黄蓍

連梅湯吳鞠通　暑邪深入少陰消渴又治入肝麻痺心熱煩躁神迷

甚者先與紫雪丹再與連梅湯

黄連　烏梅　麦冬　生地　阿膠

椒梅湯吳鞠通　暑邪深入厥陰舌灰消渴心下板實嘔噁吐蚘寒熱

下利血水甚致聲音不出上下格拒者

黄連　黄芩　川椒　烏梅　乾姜　白芍

竹茹湯　治上焦客熱煩悶嘔噦

竹茹　鮮蘆根　麦冬　枇杷葉　竹茹

證治明辨

溫病方論

太陽病發熱而渴不惡寒為溫病

周註溫病由伏邪自內發出一達於外表裏俱熱熱勢既壯鬱邪耗液故發而即渴其表本無邪鬱內方喜寒故不惡寒延至三五日間或腹滿或下利者即此症也與傷寒先表後裏者大異

若發汗已身灼熱者名曰風溫風溫為病脈陰陽俱浮自汗出身重多眠睡鼻息必鼾語言難出若被下者小便不利直視失溲若被火者微發黃色劇則驚癇時瘛瘲若火熏之一逆尚引日再逆促命期

方註灼熱謂熱轉加甚也風溫謂觸犯於溫病有風也脈陰陽俱浮太陽本浮而風溫皆陽故上下皆見浮也自汗出亦衛受

傷也。身重多睡鼻息必鼾語言難出者風擁則氣昏熱甚則氣鬱也小便不利者太陽主膀胱而風溫皆陽下利反攻徒亡津液而膀胱之氣傷也直視者太陽之筋支者為目上綱故不轉睛而上竄也失溲言小便甚失其常度也火灸熒之類也微言攻之微則變亦微發黃者火熱則上燥故其色外奪也劇言攻之劇則變亦劇如驚癇時瘛瘲者火甚熱極而生風也熏亦火劫也一逆言作乍誤也尚引日言猶俄延再逆言促誤也促命期言夭枉人之天年其致驚之意深矣

太陽與少陽合病自下利與黃芩湯若嘔者黃芩加半夏生姜湯主之

周註黃芩湯治溫病藥也明言太少二陽何不用二經藥非傷寒也傷寒由表入利裏此則自內發外無表何以知太少二陽或脇滿或頭痛或口苦引飲因不惡寒而即故不得謂之表也如傷合病皆表病今但無表且有下利裏症傷寒脇熱利必傳經而入不此之即利也溫何以即利外發未久內鬱已深其人中氣本虛豈能一時盡泄於勢必下走作利矣

三陽合病脈浮大上關上但欲眠睡目合則汗

方註太陽脈浮陽明脈大關上乃少陽之部位故三陽合病但欲眠睡者熱聚於胆也目合則汗者少陽少血虛則不與陽和寐屬陰故盜汗出也

師曰伏氣之病以意候之今月之内欲有伏氣假令舊有伏氣當須脈之若脈微弱當喉中痛似傷非喉痺也病人云實咽痛雖爾今復欲下利

周註於伏氣之時見伏氣之病而脈得微弱則是少陰脈也具人腎氣虛者不及於陽即發於陰以少陰脈本循喉嚨也故將發必咽痛至發則痛及似陽豈可認為喉痺而誤治耶然咽痛勢已發於上殊不知腎司開闔陰熱上升豈遂盡洩故必疾趨後陰而下利可預知也

少陰二三日咽痛者可與甘草湯不差者與桔梗湯

伏氣發出少陰之經必咽痛者不必言矣先与甘湯草湯以緩其上升之際勢更与桔梗以開其欝怫之邪亦不必言矣但伏

氣為重症必陰為至虛仲景輕、先試不用黃芩本湯者夫豈無故以纔發少陰止見咽喉痛無心煩胸滿等症也無下利嘔渴等也欲用他藥從何入手故二三日間姑就咽痛連舉二陽使脈之痛止則少陰之邪先以去其半後有症見隨之投藥此聖人明示不可妄治之道也

少陰病得之二三日已上心中煩不得臥黃連阿膠湯主之

周註伏邪未發津液先已暗耗今得之二三日已上雖陰火不升未見咽痛等症而心煩不臥已知陰血消耗故令芩連去熱膠芍滋陰兩得之矣

春温

凡温病發必渴而煩擾脇滿口苦惡熱而不惡寒明係自內發出夏無表證雖經不同必先少陽以春行風木之令也

一法少陽陽明合病裏證多者承氣湯

一法三陽合病大柴胡湯或双解散

一法若少陽經有客邪而發脈絃兩額傍痛寒熱口苦宜小柴胡去人參姜半加括蔞根有嘔去但去人參

一法脈微緊薫惡風頭痛宜梔豉湯或益元散加葱豉薄荷熱甚涼膈散去硝黄加葱豉

一法頭痛如破暴外感邪宜葛根葱白湯散邪後用黄芩湯

一法脈洪大而數外熱讝語三黄石膏湯

一法凡應下症下後熱不去或暫解復熱再下之

一法下後熱不止脈濇咽痛胸滿多汗熱傷血分也葶藶苦酒湯下之

一法裏熱已甚陽邪怫欝作戰而不能汗出雖下症未全者宜涼膈散

一法腹滿煩渴脈沉寔者三承氣選用勢劇者合黄連解毒湯

風温

一法倘温病少陰伏邪發出更感太陽客邪名曰風温必陽脈浮滑陰脈溺濡弱發熱咽痛口苦但微惡寒者黄芩湯加桂枝石膏或以葱豉先撤其外後用黄芩湯甚則葳蕤湯加減

一法本太陽病發熱而渴誤發汗身灼熱者名曰風温脈陰陽俱浮如前症仲景用麻黄升麻湯去二麻姜朮按誤汗風温一症仲景不出方者以為太陽少陰同時荐至危於兩感去生甚遠

也

冬温

一法冬時有非節之暖未至而至即為不正之氣獨冬不藏精之人腎氣外洩腠理不固温氣襲人感之為病此為冬温脉必寸洪尺数或實大心煩嘔逆身熱不惡寒故頭疼身重面腫咳嗽咽痛下利與無異而時令不同也宜陽旦湯加桔梗茯苓

一法若有寒食停滯加厚朴一味以温散其中黄芩凉解其外即仲景陰旦之意也

一法若先感温氣即被嚴寒欝遏則發熱而微惡寒汗不出而煩擾陽旦加麻黄石膏發之

一法醫視冬温每有誤認傷寒辛熱發汗致令發癍成毒者當以升葛湯加犀角黑參或犀角黑參湯

一法更有辛熱發散徒耗津液裏熱益甚胸腹悶因誤用下藥反發熱無休止脈來澁此陰血受傷也急宜葶藶苦酒湯探之以收陰氣泄邪熱若服後熱勢轉劇神氣昏憒讝語錯亂者必不救也冬温為病亦自不一當冬隨證治之凡冬冬温之太毒大便泄而讝語脈虚而小而手足冷者皆不治也

温瘧

一法春時温病未愈適復感寒忽作寒熱者温瘧也陰陽例云脈陰陽俱盛重感於寒變為温瘧其症寒熱交作胸脇滿悶渴而

嘔微寒惡者小柴胡湯去參半加蔞根石膏

一法無寒但熱其脉平骨節煩疼時嘔者黄芩加生姜湯至内経所言先熱後寒之温瘧乃得之冬中於風寒熱氣藏骨髓之中至春陽氣大發邪氣不能自出因遇大暑腦髓爍肌月消腠理泄或勞力邪氣與汗共併而出此病發於腎自内達外者也如是則陰氣虚而陽邪盛故為熱熱盛則必衰衰則氣反復入入則陽虚陽虚則又寒矣故先熱而後寒名曰温瘧治宜人參白虎湯禹載曰或有客邪則必微惡寒繼大熱熱後大寒本湯中畧用桂枝此伏邪自發之温瘧與病温病復邪感外邪之温瘧自是兩種

温毒發班 熱病同此

發班因於失下熱毒內攻不得散蘊於胃府而發出肌表或汗下出下不解足冷耳聾胸中煩悶咳嗽嘔逆躁起臥不安者便是發班之候春至温病之人更遇時熱為未至而至之異氣變為温毒王叔和云陽脈洪數陰脈實大更感温濕變為温毒伏温於時熱交并表裏俱熱温熱為病最重也其脈浮沉俱盛其症心煩悶嘔逆喘咳其則面赤身體俱赤狂亂躁渴咽腫痛狂言下利而發班最為危候班如錦紋身熱煩躁大便燥結者黄連解毒湯　發班血熱者犀角地黄可入酒炒芩連桔梗元參麯薄合白虎以班盡為度　成註云班已出而口乾脈大者竹葉石膏湯化之洪而無

力加參知母　又脈洪數有力心下硬痛口乾苔色黃黑乃燥屎為患也承氣或大柴胡微下之更衣舌潤而愈　若發班已盡外熱已退内實不大便讝語小劑涼膈散或大柴胡微利之若躁悶狂妄而無汗者三黃石膏湯

自汗煩渴而發班為胃熱人參化班湯

煩熱錯語不眠白虎合黃連解毒湯

班不透犀角大青湯已退熱不退本湯去升麻黃芩加人參生地柴胡凡色紫者為危候黃連解毒合犀角地黃然須與病家言過而用以此證雖葯十中僅救一二若黑色而下陷者必死也

發班雖禁下若大便秘躁渴色紫者可微下

凡發班色赤者為胃熱色紫者為胃傷色黑者為爛也大抵鮮紅起發者吉雖大不妨稠密成片紫色半死半生雜色青紫者十不救一凡班既出須得脈數有力身溫足暖者易治者若脈小足冷元氣虛弱者難治狂言發班大便自利或短氣燥結不通而黑班如果實靨者皆不治

內傷元氣不足之症誤作外感亦發班第脈虛大倦怠懶言自汗為異耳胃氣虛一身之火遊於外宜補以降之

虛陽浮外而陰癍脈雖大無力手足冷過肘膝用炮姜理中湯

温病死證

二陽搏病温者死不治雖未入陰不過十日死二陽者手足陽明

也

溫病發於三陰脈微足冷者難治

溫病大熱脈反細小手足逆冷者死

溫病初起大熱目昏譫語脈小足冷五六日脈反躁急嘔吐昏沉

失血痓搐舌本焦黑脈促結代沉小者死

溫病汗後身反熱脈反盛者死

溫病誤發汗狂言不能食脈躁盛者皆死不治

温熱病集方

葱豉湯 治春温　去葱豉加朴實名梔子厚朴湯

葱白　淡豆豉

加黑山梔去葱白名梔豉湯　治濕温

黄芩湯 治太陽少陽合病下利

芍藥　甘草　黄芩

桔梗湯 治肺癰吐膿咽乾

防己　桑皮　貝母　瓜蔞　甘草　枳殼　薏苡仁　杏仁

當歸　黄耆　百合　桔梗　生姜

一方有人參無枳殼便秘者加大黄

黄連阿膠湯見利門

大承氣湯　救陰瀉熱下陽明實症

玄明粉　生軍　厚朴　枳實加人參當歸甘草名黄龍湯治下亦死不下亦死之中求治方

小承氣湯　治譫狂痞硬病在上焦

厚朴　枳實　大黄加芍藥杏仁名麻仁丸治不更衣

調胃承氣湯　治中焦躁實

芒硝　大黄　甘草

桃仁承氣湯　治小腹脹如狂畜血熱結膀胱

元明粉　甘草　大黄　桃仁　桂枝

甘草湯

桔梗　甘草

柴胡湯見瘧門

三黄石膏湯見暑溼門

白虎湯仝上

竹葉石膏湯仝上

天水散仝上

涼膈散　治膈上燥渴

大黄　玄明粉　山梔　連翹　黄芩　甘草　薄荷　竹葉

加黄連竹叶

名清心散

黄連解毒湯　治躁狂大熱嘔吐不眠吐血衄血斑黄

黄栢　黄芩　黄連　黑山梔

犀角地黄湯　治胃熱血升大邪

芍葯　丹皮　犀角　地黄

犀角消毒湯　治毒氣發斑痛痒

防風　荆芥　牛蒡　犀角　甘草

一方加桔梗薄荷　荆蟬赤蒡近時用以退班

亦治春温

犀角大青湯

山梔　豆豉　犀角　大青

黑膏　治温毒發斑嘔逆

鮮生地　淡豆豉

猪膏十兩合煎令三分減一絞去渣取濃汁如膏入雄黄豆大麝香少許和匀分三服

雙解散　三陽合病

黑梔　薄荷　甘草　荊芥　防風　歸身　芍藥　白术

黄芩　麻黄　滑石　桔梗　連翹　芒硝　石羔　川芎

升麻葛根湯

葛根　升麻　白芍　甘草　頭面腫加牛蒡荊防石膏連翹咽痛加桔梗癍不透加紫草

猪苓湯　治疸黄便秘嘔欬利濕瀉熱

阿膠　滑石　澤瀉　猪苓　赤苓

葳蕤湯　治冬温自利脇痛

肥玉竹　麻黄　石羔　杏仁　白薇　甘草　厚方有川芎

葛根　羌活　青木香

陽旦湯見傷寒門

陰旦湯仝上

生姜半夏湯　治胸中似喘不喘似嘔不嘔似噦不噦心中憒憒無奈者

半夏　生姜

葶藶苦酒湯

苦酒　葶藶

此方氣从清為消斑解毒之劑獨標青黛者以散諸經之欝火不助胃熱且最解毒也方中犀角白虎合用仍不離心胃二經也

青黛　犀角　元參　梔子　生地　人參　黄連　石膏
知母　柴胡　甘草　大便實者去人參加大黄

瘟疫大法 一歲之中男女老少之疾相似其狀不一

瘟疫之病近代諸家多與温病同論以其聲稱之同與病形相似也然而瘟疫者天地之厲氣也最爲惡毒感之而病者往往致死其甚致於滅門若春冬間之温病苟調治得理則未必致死亦未必傳染多人故具之之方宜應別論且也歲運有太過不難及之殊天地有恒雨恒暘之分其可以一概論哉約而言之計有三門若其表裏俱病而盛於表者則用東垣普濟消毒之法若其病不在表又不在裏而獨行中道者則用吳又可達原飲之法其表熱既盛裏病復急治表治治裏救療不及者則陶尚文三黄石膏湯之法此瘟疫入手法門也亦有邪氣獨於表而裏無熱者則活人敗毒

散之治也亦有寒濕獨行而病在肌皮胸膈之症也合前三法其爲五法以余所見則未有不兼裡者而有寒濕而無蓄熱亦十中未得其一二也然法不可倫不惟用之者得其當耳因並錄五法于左以見瘟疫之端如此其病稍久或六七日或十餘日熱深不解者則傷寒溫熱治之

疫發一二日舌上胎白如粉早服達原一服午後舌色變黃隨見胸膈滿大渴煩躁此伏邪之毒傳裏也前方加大黃下之煩熱稍減傍晚復加煩躁發熱通舌變黑刺鼻如烟煤此邪毒最重復合瘀胃急投承氣湯抵暮大下至夜半熱退次早胎刺如失一日有三變數日之法一日行之因其毒甚故傳變亦速用藥不得不緊

設用緩劑必無救矣每見瘟疫二三日即死者皆此類也瘟疫初起脉雖數未至洪大其邪尚在膜原宜達原飲若誤用白虎既無破結之邪但求清熱是猶揚湯止沸耳邪入胃者非承氣不愈

疫病發于半表半裏一定之法至于傳變表裡分傳俱未可定先解表後攻裏此大謬也嘗見大劑麻黄一毫無汗轉加煩熱何耶蓋發汗者邪在表故用表藥宜（宣）其氣而使之出令（今）邪在裏、氣結滯陽氣不達于裏表四枝未免微冷安能達外譬之水注閉其後竅則前竅不後得滑滴與此欲汗之義相類故必承氣解其裏氣一不通不待發散多有自汗而解者其義可知也

裏症下後熱退身凉越幾日後復熱者非關飲食勞復乃膜原之

邪復聚醫者不知每咎於病誤也仍下之為當但制劑宜輕耳
應下失下口燥舌乾而身渴身反熱減四肢時冷欲得被近火此
陽氣伏也既下厥回脈大而數舌上生津不思水飲此裏邪去而
鬱陽暴伸也宜柴胡清燥湯去蔞根知母加葛根隨其升而泄之
疫病下後腹中有塊按之則痛舌上復生胎刺邪未盡也再下之
疫病下後腹中有塊按之則痛覺有阻悶常作蛙聲此邪氣已尽
其宿結未除不可攻、之則徒傷元氣須飲食漸進胃氣漸復過
月其塊方消此無形之結也
疫病下後脈症俱平大便十數日不行時、作嘔此為下膈之症
蓋不能通必反於上宜調胃承氣湯熱服宿垢頓出嘔吐立止慎

不可補也

疫邪傳裏遺熱發黄疸茵陳五苓散不效此胃皆胃熱家移移熱是以大黄為專攻也

疫邪胸膈滿悶喜嘔腹不滿欲吐不吐欲飲不飲此邪與痰飲結滞也宜瓜蒂散吐之

疫邪留於血分裏氣壅閉不下則斑不出、則毒邪外解矣下後斑出更不可下　下後斑毒隱伏反出循衣摸床撮空脈微者人參舉斑湯得補發出

疫病日久失下自利純臭水晝夜數十行口燥唇乾舌裂此熱結旁流也急以大氣承氣湯去其宿垢頓止

胃實失下欝而為黄熱邪不干血分不致畜血治黄疸茵陳蒿湯

畜血桃仁承氣

胃移熱於下焦氣分。小便不利。熱結膀胱也。若移熱於下焦血分。膀胱畜血也。夫畜血症。在小便之利與不利也。故晝日減稍減。夜發譫語。畜血也。未行。桃仁承氣下之。後用犀角地黄湯調之。

凡失下以致循衣摸床撮空肉惕目不了了邪熱愈盛元氣將脱者勢不竟下又不得不下不得已用陶氏黄龍湯因不下必死當死中求活也得下後生脈散加地黄歸芎知母陳皮甘草

疫病有首尾能食者此邪不干胃切勿絶其飲食但少少與之

凡大下後調理清燥養營湯如有餘熱柴胡湯如有痰飲胸膈不

清者宜貝[括]養營湯

舌苔邪在膜原故白在胃則黄胎老則沉香色白者不可下黄者下黑者急下下後胎不脱舌刺舌裂舌硬舌短舌卷白沙胎黑硬胎皆當下白苔滑澤邪在膜原倘别有下症宜達原飲加大黄若大汗脈洪大而口渴白虎湯可也惟目赤咽乾氣噴如火小便黄色涓涓作痛擲揚手擲足脈沉數下之無疑有心痛腹脹滿頭痛下之立止初起未可下如血液枯竭者為虚燥如導法

娠妊時疫議用三承氣須隨症施治不可過慮慎勿惑於參芪安胎之説古人有懸鐘之喻樑腐而鍾未有不落者也此症大黄反為安胎之聖藥歷治歷當若見腹痛腰疼則必墮矣

大頭瘟　此天行之厲氣其濕熱傷高巔之上初起增寒壯熱頭重面腫、大如斗上喘咽喉不利舌乾口燥宜普濟消毒飲如便加酒製軍

蝦蟆瘟　耳前腫少陽經宜荆防敗毒散

鸕鷀瘟　從頤頷下腫陽明經荆防敗毒散

雷頭風　其症頭面腫痛疙瘩甚則咽喉堵塞冬温後多有此症

清震湯

瘴疫　嶺南春秋時日人感山嵐瘴露毒氣其毒從口鼻入也而發為瘟瘧寒熱其症狀熱乘上焦病來時令人迷困甚則發

躁狂妄亦有音啞不言敗血阻於心毒涎聚于脾宜加味柴胡湯小柴胡加大黄枳殼

捻頸瘟　喉痺失音頸大腹脹如蝦蟆者也宜荆防敗毒散

瓜瓤瘟　胸膈脇起嘔如汁者是也宜生犀飲

楊梅瘟　遍身紫塊忽然發出黴瘡是也清熱解毒散湯下人中黄凡并刺塊出血

疙瘩瘟　發塊如瘤偏身流走旦發夕死是也三棱刺入委中三分出血宜服人中黄散

絞腸瘟　腸鳴乾嘔水泄不通者是也探吐下宜雙解散絞腸瘟腸即乾霍亂也刺委中穴或刮痧為要

軟脚瘟　便清溏白足腫難移是也即濕温宜蒼朮白虎湯不可輕下

黑骨瘟　龐安常有之名而治法未備石頑以葛根芩連犀角地黄芥防連麹加人中黄其症發熱身腹痛唇口鼻起黑色成片光亮如漆與瑊玳瑁無異黑色四圍有紅暈鮮澤若痘瘡之根脚緊附如線他處肉色不變許以可治

吴又可瘟疫論

吴又可云瘟疫之邪從口鼻而入舍於伏脊之内去表不遠附胃亦近乃表裏之分界即内經瘧論所謂横原連膜原也是也感之淺者或俟有觸而發感之深者中而即病其始陽格於營衛運行之機阻遏於表遂覺凜、惡寒甚則四肢厥逆至陽氣困鬱而通厥爲周而中外皆熱昏昧不爽壯熱自汗此時邪伏膜原縱使有汗熱不得解必候伏邪已潰表氣潛行於内精氣自内達表裏表裏相通振慄大汗邪方外出此名戰汗脉静身凉而愈也若伏邪未盡必復發熱有久有淺因所感之輕重與元氣之盛衰也要皆始先惡寒既而發熱至於發出方顯變其症或從外解或從内陷外解則安内隔險更有先後表裏不同有先表後科裏有先裏後表者有但表不復裏者有但裏不復表者有表而裏再表者有裏而表再裏者有表分傳者有表多於裏者有裏多於表者此為凡傳從外解者或發煩或戰汗或自汗從内隔者胸膈痞悶心下脹滿腹滿燥結便秘熱膀結膀胱脇下痢或嘔吐惡心讝語舌黄及黑苔芒刺等症因症用治脈不浮不沉而數晝夜皆熱入夜益甚身痛不可辛熱之藥汗之不可下宜用達原飲以透膜原之邪為當也若見各經加入引各經藥不可熱滯感之輕舌苔亦薄脈不沉數如此必從汗解如不能得汗邪氣盤錯於膜原表裏不相通達未可強汗衣被逼汗陽火刼汗也感之重者舌上苔膩粉約後反

從内隔舌根先黃漸至中央此邪漸入胃也前方加大黃下之若脈長而數汗多大渴此邪氣適離膜原欲表未表白虎湯症也如舌上純黃色兼見裏症此邪已入胃乃承氣湯症也有兩三日即離膜原者有半月十日不傳者有初得之四五日厭厭聶聶至五六日陡然勢張者凡元氣勝者毒易傳化元氣薄者邪不易化即不易傳不傳則邪不去淹留日久愈沉愈伏因誤用參耆愈壅固不死不休矣

瘟疫方 内經

辰砂 一兩 雄黃 一兩 水磨 雌黃 一兩 紫金 半兩 以金箔同研之為末蜜丸如桐子大每日向東水下一丸服十日無疫干也

普濟消毒飲東垣
黄芩　黄連　鼠粘　元參　甘草　桔梗　升麻　馬勃
連翹　陳皮　殭蚕　薄荷　藍根

達原飲吳又可
常山　草果　黄芩　檳榔　厚朴　知母　青皮　石菖蒲
甘草

敗毒散活人
茯苓　甘草　枳殼　柴胡　桔梗　前胡　羌活　獨活
川芎　薄荷　生姜

生犀飲

犀角　蒼术　黄連　黄土　岕茶葉　金汁

人中黄散

人中黄　辰砂　雄黄

人中黄凡

人中黄　大黄　蒼术　黄連　香附　人参　桔梗　防風

滑

滑石

清燥養營湯

生地　知母　歸身　白芍　陳皮　甘草　燈心

括貝養營湯

括蔞根仁　歸身　白芍　貝母　橘皮　蘇子　知母　生姜

漏蘆湯　治時疫疙瘩頭腫咽塞

大黄　黄芩　升麻　黑參　漏蘆　藍葉

辟瘟粉 外臺方

川芎　蒼术　白芷　藁本　零陵香 此五味研篩和米粉一斗

辟瘟虎頭殺鬼丸 千金方

硃砂 兩半　鬼臼 兩　虎頭骨 兩　雄黄 兩　皂角 兩　蕪荑 兩　雌黄 兩半研以蜜丸如彈丸大絳囊盛以臂男左女右夜半庭中燒一丸

霍亂

經曰清氣在陰濁氣在陽清濁相干亂於腸胃為霍亂此陰陽錯亂揮霍擾亂也總以暑濕寒熱也疫滯也如經註云如傷霍暑霍亂轉筋熱勝者必多（盛暑天氣）煩躁焦渴皆屬於熱（諸轉反戾者轉筋拘攣也）熱氣爍爍於筋則攣瘛為痛如感非時風寒（秋涼天氣）毒中藏而為轉筋霍亂者必多厥逆畏寒兼用辛溫等劑理中氣以逐陰邪也　有時轉筋霍亂城鄉老幼合境男女一時病形相同此疫霍亂也另察運氣或寒熱之藥互用另有一法

養生云七月食蜜令人暴下發霍亂

陳無擇曰先心痛則先吐先腹痛則先瀉心腹俱痛則吐利並作

陰陽痞隔上下奔逆治以温煖

王海藏曰吐利止後見外症者只作外症治之

巢氏曰脾胃受寒氣客於脾則瀉客於胃則吐亦有飲食生冷過度得冷水穀不消而成

仲景曰熱多欲飲水者五苓散主之寒多不欲飲水者理中凡主之吐多者去术加生姜下多者還用术

河間曰轉筋熱氣爍爍於筋則攣瘛而痛火之主燔爍燥動故也

丹溪亦曰轉筋屬血筋

景岳曰轉筋者必於吐瀉之後乃有此症未聞先見於吐瀉之後前若轉筋於吐瀉之前而謂之火猶可云因火而病也既轉於吐瀉

之後則上下皆已火去豈因吐瀉而反生火耶人何以吐瀉之前火不轉耶河間其何以其解之蓋陽明為五藏六府之主潤宗筋此症以陽明血氣　揖損筋急而然本非火也

舉世治霍亂吐利不問寒熱虛實概用霍香正氣凡不知此方方專主胃氣不和陰陽錯亂夏秋寒熱交加飲食冷熱不調並適及水土不服之吐瀉是為用合用如見厥逆自汗虛煩喘噦面赤戴陽脈來虛微弦細無力此脾胃腎俱虛火衰不能生土虛陽失守之候在破嚴寒冬尤為最劇猛進理中四逆尚恐不救況堪從事藿香正氣等耗氣之劑乎

外臺書曰熱霍亂則口渴心煩欲得冷水吃則宜恣意飲冷水及土

漿

仲景論曰霍亂臍上築者腎氣動也先療氣理中去白朮加桂

外臺謂臍上築者吐多故也　霍亂轉筋嘔吐洩瀉者濕土之

變也轉筋者風水之變也

一乾霍亂俗名絞腸痧最為危候上欲吐而不能出下欲瀉而不能行

胸腹攪痛此飲食寒邪阻遏陰陽拒格氣道不通宜先用鹽湯探

吐用香油刮頸項手足四清其痧紫黑為妙刺痿中十指夫刮痧

後忌冷水服米湯即不救藥宜芳香開之散滯破氣溫中等劑轉

筋者木瓜湯

霍亂口渴屬熱不渴屬寒小洩赤是熱小便清是寒最忌米飲湯

一切食物熱湯熱酒

霍亂脈喜洪大

外臺救急療霍亂無論乾濕冷熱等木香湯

又曰霍亂轉筋由吐下後陰陽血氣虛冷氣入於筋也冷入於足之三陰三陽則筋轉（脚氣）入於手之三陰三陽則手筋轉隨冷所入之筋由邪冷之氣擊動其筋而移轉也

治轉筋入腹不可奈何方

極醎作鹽湯於槽中煖漬之則差又方以醋煮布搶脚膝冷復易之

愈嘉言云冒暑之霍亂吐瀉以治暑為主避暑之霍亂吐瀉以溫中為主不可不辨也

痧症

臭毒俗名呑痧，又名痧脹，皆由脾胃真氣有虧，或素多濕鬱，臭惡之氣得以直犯無禁，發則腹痛不能飲食，或上連頭，下連腿及委中俱痛，甚致欲吐不吐，欲瀉不瀉，四肢厥逆，面青脈伏，或遍體壯熱，面紫脈堅，此乃素火衰火盛之別也。欲識真否，但與生黃豆嚼之，覺甜者臭即是臭毒，覺腥者非也。舉世以磁碗油潤刮之者，總使腠理開通之意。刮刺須要。醫通一味香附童便浸晒為末，停湯轉服四五錢立致。或越鞠凡沉香降氣散亦佳。又上下不通，俗謂乾霍亂，近謂交腸痧，以穢氣在外固結不散，火邪在內攻擊不開，是症最惡，急以鹽置刀頭燒紅，淬水中攪勻灌吐，後以玉樞丹、蘇合香丸。痧證不可投熱藥致動其火，熱湯亦切勿與，熱浴尤大忌，生姜尤忌熱，否則

上衝莫制也若見面青唇黑脈勁搏指厥逆喘促者多不可救也

王養吾有痧症全書載在沉氏尊生書七十二症正痧三十六症

變痧兼症三十六

霍乱吞痧 集方

藿香正氣丸

大腹皮 蘇梗 甘草 桔梗 陳皮 茯苓 白术 厚朴

半夏 神曲 白芷 生姜 枣子

六和湯 平氣

藿香 厚朴 杏仁 砂仁 白术 人参 扁豆 甘草

生姜蘇合(枣子)香丸香薷 蘇葉

蘇合香丸 見類中門

左金丸 嘔吐

吴萸 黄連 加赤芍名戊己丸

香蘇飲　内傷外感
香附　紫蘇　陳皮　甘草
得水水散　見暑門
玉樞丹　瘟疫時疬穢喉痺
雄黄　慈菇　辰砂　文蛤　巴戟　射香
七香餅　暑濕吐下
白朮　甘草　丁香　香附　益智仁　陳皮　砂仁
地漿水　見暑門
椒梅湯　仝上
來復丹　上盛下衰陽氣虚生氣弱脈此能復陽

硫黄　五靈脂　青皮　橘紅　硝石　大陰元精石

木瓜湯　轉筋霍亂

木香湯　外臺　一切霍亂

青木香　高良姜　豆蔻子

廣濟方　霍亂吐瀉

木瓜　乾姜　香藿薷　扁豆葉

去香薷扁豆加吳萸烏梅蘇葉茴香甘草名木瓜湯

瘧疾

内經曰瘧之始法也先起於毫毛伸欠乃作寒慄鼓頷腰脊俱痛寒去則内外皆熱頭痛如破渴欲飲冷何氣使然曰陰陽上下交爭虛實更作陰陽相移也陽并於陰則陰實而陽虛陽明虛則寒慄鼓頷也巨陽虛則腰背頭項痛三陽俱虛則陰氣勝陰勝則骨寒而痛寒生於内故中外皆寒陽盛則外熱陰虛生内熱内外皆熱則喘而渴故欲冷飲也此皆得之夏傷於暑熱氣盛藏於皮膚之内腸胃之外此營氣之所舍也此令人汗空疎腠理開因得秋汗出遇風及得之以浴水氣舍於皮膚之内與衛氣並居衛者氣者晝日行於陽夜行於陰此氣得陽而外出得陰而内薄内外相

薄是以日作

曰其間日而作者何也曰氣其氣之舍深内薄於陰陽氣獨發陰邪内着陰與陽爭不得出是以間日而作也

曰其作日晏與其日早者何氣使然曰邪氣客於風府循膂而下衛氣一日一夜大會於風府則腠理開則邪氣入邪氣入則病作以此日作稍晏也其出於風府日下一節二十五日下至骶骨二十六日入於脊内注於伏膂之脈其氣上行九日出於缺盆之中氣其氣日高故作日益早也其間日發者由邪氣内薄於五藏横連膜原也其道遠其氣深其行遲不能與衛氣俱行不能得皆出故間日乃作也

曰衛氣每至於風腑腠理乃發發則邪氣入入則病作今衛氣日下一節其氣之發也不當風腑其日作者奈何曰此邪氣客於頭項循膂而下故實不同邪中所異則不當風府也故邪中於頭項者氣至頭項而病邪中背者氣至背而病中於腰脊者氣至腰脊而病中於手足者氣至手足而病衛氣之所在邪氣相合則病作故風無常府衛氣之所發必開其腠理邪氣之所合則入府也曰瘧先寒而熱者何也曰夏傷於大暑其汗大出腠理開發因遇夏氣淒滄之水寒藏於皮膚腠理之之間秋傷於風則病成矣夫寒者陰氣也風者陽氣也先傷於寒則而後傷於風故先寒而後熱也病以時作名曰寒瘧

曰先熱而後寒者何也曰此先傷於風而後傷於寒故先熱而後寒也亦以時作名曰溫瘧其但熱而不寒者陰氣先絶陽氣獨發則少氣煩冤手足熱熱而欲嘔名曰癉瘧曰瘧之始發也陽氣并於陰當是之時陽虛而陰盛外無氣故先寒慄也陰氣逆極則復出之陽陽與陰復併於外則陰虛而陽實故復熱而渴夫瘧氣者并於陽則陽勝并於陰於則陰勝陰勝則寒陽勝則熱瘧者風寒之氣不常也病極則復夫病之未發也陰未并陽、未并陽陰因而調之真氣得安邪氣乃亡故工不能治其已發為其氣逆也曰攻之奈何早晏何如曰瘧之且發也陰陽之且移必從四末始也陽已傷陰從之故先其時堅束其處令邪氣不得入陰氣不得出審候見之在孫絡盛而血者皆取之此真往而未得并者也曰瘧不發其應何如曰瘧氣者必更盛更虛當氣之所在也病在陽則熱而脈躁在陰則寒而脈靜極則陰陽俱衰衛氣相離故病得休衛氣絕集則復病也

時有間二日或至數日發或渴或不渴何也曰其邪氣與衛氣客於六府而有時相失不能相得故休數日乃作也瘧者陰陽更勝也或甚或不甚故或渴或不渴曰夏傷於暑秋必秋病瘧今瘧不必應者何也曰此應四時者也其病異形者反四時也其以秋病者寒甚以冬病者寒不甚以春病者畏風夏病者多汗

曰夫病温瘧與寒瘧而皆安舍、於何藏曰温瘧者得之冬中於

風寒氣藏於骨髓之中至春則陽氣大發邪氣不能自出因遇大暑
腦髓爍肌肉消腠理發洩或有用力邪氣與汗皆出此病藏於腎
其氣先從內出之於外也如是者陰虛而陽盛陽盛則熱矣衰則氣反
入入則陽虛陽虛則寒矣故先熱而後寒名曰溫瘧
曰癉瘧者脈素有熱氣盛於厥逆上衝中氣實而不外洩因有所
用力腠理開風寒舍於皮膚之內分肉之間而發、則陽氣盛陽
氣盛而不衰則病矣其氣不陰及於陰故但熱而不寒內藏於心
外舍分肉之間令人消肌爍肌肉故名曰癉瘧
夏傷於暑秋必痎瘧　汗未盡形弱而氣爍穴俞以閉
發為風瘧

刺瘧篇曰足太陽之瘧 膀胱 令人腰痛頭重寒從背起先寒後熱

熇、暍、然熱止汗出難已足少陽之瘧 膽經 令人身體解㑊寒

不甚熱不甚惡見人見人心惕、然熱多汗出甚足陽明之瘧 胃經

令人先寒晒洒淅晒淅寒甚久乃熱、去汗出喜見日月光火氣乃

快然足太陰之瘧 脾經 令人不樂好太息不嗜食多寒熱汗出病

至則善嘔、已乃衰足少陰之瘧 腎經 令人嘔吐甚多寒熱多寒

少欲閉戶牖而處其病難已足厥陰之瘧 肝經 令人腰痛少腹滿

小便不利如癃狀非癃癃也数便意恐懼氣不足腹中悒、肺瘧者

令人心寒、甚熱、間善驚如有所見者心瘧者令人煩心甚欲

得清水反寒多不甚熱肝瘧者令人色蒼、然太息其狀若死者

脾瘧者令人寒腹中痛熱則腸中鳴、已汗出腎瘧者令人洒然腰脊痛宛轉大便難目眴、然手足寒胃瘧者令人且病也善飢而不能食、而支滿腹大諸瘧而脈不見刺十指間出血、出必已

金匱曰瘧脈自弦、數者多熱弦遲者多寒弦小緊者下之汝差弦遲者可溫之弦緊者風發也以飲食消息止之

病瘧以月一日發當十五日愈設不差當月盡解如其不差當云何師曰此結為癥瘕名曰瘧母如急治之宜鱉甲煎丸

師曰陰氣孤絕陽氣獨發則熱而少氣煩冤手足熱而欲嘔名曰癉瘧若但熱而不寒者邪氣內藏於心外舍分肉之間令人消爍

肌肉

温瘧者其脈如平身無汗但熱骨脊煩疼時嘔白虎加桂枝湯主之　瘧多寒者名曰瘧壯瘧蜀漆散主之

考右手獨手三陽手厥陰却無是症此内經主暑風局方主傷食丹溪嚴氏主瘧治法表邪多則寒多裏邪多則熱多表裏兼半寒熱相等須分别上中二焦暑濕二氣何者為重若暑熱重當究上焦肺藏清氣來必熱重寒微唇口必赤煩渴凉飲、多不痞滿其脈色自陽勝之象宗桂枝白虎天水散加辛凉之品若濕邪重者當議中焦脾胃陽氣來時雖熱勢燔蒸舌必有粘膩之苔渴喜熱湯痞脹嘔噁其脈色自有陽氣不舒之狀當宗二陳去草加杏蔻

類必要陽勝於陰而後配陽和之剂方無後患倘症象兩兼之可也正寔邪輕寒熱相等作止有邪時若邪重症怯寒熱糢糊界限不清

太陽病桂枝湯陽明病白虎湯少陽症小柴胡湯先寒後熱柴胡加桂枝湯先熱後寒小柴胡湯多熱但熱桂枝白虎湯多寒但寒柴胡姜桂湯瘧者陰陽交爭寒熱互阻作用葯須半生半熟半冷半熱所以分陰陽解寒熱也陽瘧之後養胃陰、瘧之後理脾陽瘧病發渴柴胡去半夏加括蔞湯有汗欲其無汗養正為先無汗欲其有汗散邪為急脈寔症寔攻邪以治標脈虛症虛補正以治本久瘧必虛惟人參生姜無不虛應手貧者白术可伐代血虧者當歸

可代

瘧多寒者名曰牡瘧蜀膝（漆）主之

寒瘧 太陽經 先寒後熱此先傷於寒而後傷於風病以時作名曰

寒瘧 納涼之風寒先沐浴之水寒先受於腠理中復因秋風涼肅而發宜羌蘇姜蘇散其太陽之邪次用柴胡

溫瘧 陽明經 先熱後寒亦以時作此先傷於風而後傷於寒

金匱曰溫瘧者其脈如平身無寒但熱骨節煩疼時嘔白虎加桂

枝湯主之 其中所用桂枝均當去皮而用朮蓋皮性太熱朮性溫和也

癉瘧 陽明經 癉熱也 但熱不寒陰氣先絕陽氣獨發則少氣晚冤手足熱

而欲嘔名曰癉瘧 盛暑發熱者人參白虎秋涼發者小柴胡

癉瘧起梢卿經為熱毒

風瘧　少陽經　先熱後寒無汗散邪湯有汗正氣湯內經曰魄汗未盡形弱而氣爍穴俞以閉發為風瘧

牝瘧　少陰腎經　牡寒瘧也　寒多熱少感寒而得瘧多寒者名曰牝瘧蜀漆散主之　陽虛氣素虛當盛暑之時乘飲冷陰盛陽虛故但寒不極柴胡姜桂湯主之

濕瘧　太陽經　因冒襲雨溼汗出澡浴得之寒熱身重脹滿自汗善嘔小便不利五苓散木賊煎除溼湯

肺瘧舌白渴飲咳嗽頻仍寒從背起伏暑所致名曰肺瘧杏仁湯主之

杏仁　蔻仁　滑石　黃芩　連翹　桑葉　茯苓　梨皮為苦辛寒法

暑瘧　大瘧因暑濕伏於內秋涼束於外夏月腠理大開毛竅疎通安得成瘧而寒熱有定期如瘧之發作者邪留募原故耳募原者外近肌肉內近胃府即三焦之門戶而實胃之半表半裏也濕熱阻遏則營衛交爭也故做吳人可達原飲而瘧門中嚴用和清脾飲亦可參用

疫瘧　脾胃經　因外感內傷鬱聚成疫頭痛肉跳吐食嘔沫甚則昏迷朱丹溪以疫食並列嚴用和則悉婦（歸）之疫宜草果陳柴四獸飲

食瘧　胃經　因飲食失節飢飽所傷寒已復熱熱已復寒善飢而不能食食已肢滿腹脹宜小枳平陳湯故古人瘧忌飽食之說宜大小和中飲加柴胡

鬼瘧　因感尸疰客忤寒熱日作夢寐不詳多生恐怖宜辟邪丹

疫瘧 屬邪也 一方長幼相似或傳染時行變成寒熱須參運氣用葯

瘴瘧 扶山溪嵐瘴蒸毒之氣令人迷困發狂或嘔作寒作熱作有作無宜雙解羗活蒼术湯

勞瘧 久瘧也 寒熱微微寒中有熱熱中有寒最難調治表裏俱虛真元未復胃虛惡寒脾虛發熱若投清脾截瘧多致不救虛浮不食脫形脈堅者不治

痎瘧 痎老也 此三日一作者邪入於三陰經也丹溪云作於子午卯酉少陰經作於寅申巳亥厥陰經作於辰戌丑未太陰經此風暑之邪入於陰分宜用血葯引出陽分而散肝脾腎三藏見症為

射

證治明辨

證治明辨卷三

古吳後學王毓衡吉安氏編輯

頭痛門

内經曰手之三陽從手走頭足之三陽從頭走足頭爲六陽之首也厥陰肝脉會於巔内經論風也寒也虚也其人主痰火風三

者治表以升散治火以清降外邪之火可散内欝之火得升而愈熾矣

張介賓曰頭痛須審久暫次辨表裏暫病必有邪氣久病必兼元氣暫病有表邪治宜疎散忌清降有裏邪治宜清降忌升散久病者或發或愈或表虛微感或陽勝微熱或水虧於下虛火乘之或陽虛於上陰寒勝之而發所重元氣此大剛也亦有暫病虛而久病實者當以脉症辨之

厥逆頭痛　經云人有病頭痛以數歲不已此當有所犯大寒內至骨髓髓者以腦為主腦逆故頭痛齒亦痛名曰厥逆頭痛

羌活附子湯　王節齋曰久頭痛畧感風寒便發月須重綿厚帕包裹者此屬抑熱本熱而標寒世人不識率用辛

温解散取暫時得效，誤認為寒，殊不知錯因其本有抑熱，毛竅常疎，故風寒易入，外寒束其內熱，閉逆而為痛，辛熱之藥雖能開通竅逆，散其標寒，然以熱濟熱，病本益深，惡寒益甚，惟當瀉大涼血為主，而佐辛散以從法治之，則病可愈而根可除也。又云外治方風頭摩散

治大寒犯腦

真頭痛

經云真頭痛，頭痛甚，腦盡痛，手足清至節，旦發夕死，夕發旦死。

此上穿風府，陷入泥丸宮，不可藥愈，泄瀉汗多時自冒者死，進大劑參黑錫丹，灸百會穴，間有生者。

腎厥頭痛

經云頭痛巔疾，下虛上實，過在足少陰巨陽，盛則入腎，其脉舉之則弦，按之則堅。許學士謂濁陰上逆，亂其清陽，痛不可忍，玉真丸。

厥陰頭痛

在巔頂抽掣，肢逆目眩，泛嘔吐沫，宜酸甘化陰，兼茱萸湯主之。

葉氏云陰虛陽越頭痛，用仲景復脉湯、甘麦大枣湯治肝陰虛內風上擾，邪久痹絡，每用虫蟻搜逐血絡而愈。

血虛頭痛 痛由魚尾穴眉尖後近髮際曰魚尾穴即太陽絲竹空也上攻頭中名曰

血虛頭痛加味四物養血 耳鳴頭痛九竅不利則為氣虛頭痛

偏頭痛 經云頭半寒痛先取手少陽〻明後取足少陽〻明

右屬痰屬熱二陳芩薄荊防 左屬血屬虛二陳四物 久則目昏大便燥者此

氣鬱血壅而然又云左痛移右右痛移左者風火擊動其痰濕之氣所以互換也

風火頭痛碧雲散鵞兒不食草共研細末芎細辛辛荑青黛

鼻中次加人中白治毒攻咽爛

眉稜骨痛 多主痰人風也火也醫學讀書記云為風火上攻有鳥巢高巔射而去之一法

方用犀角大黃川芎細茶等

風寒頭痛 外邪入三陽自有表症可察芎芷香蘇散

濕熱頭痛 心煩頭痛病在膈中乃濕熱也清空膏

濕厥頭痛　經云因於濕首如裹此冒雨傷濕也

熱厥頭痛　雖天寒猶喜冷其痛暫止畧來得熱湯更甚雖各經皆有火症而陽明為最胃火盛於頭面痛甚脈洪口渴治陽明白虎湯治他經芩連梔知之類

痰厥頭痛　太厥兩陰經病嘔嘿胸滿眩暈目不欲開懶言身重几几欲吐東垣半夏天麻白术湯

搖頭　風火相煽少陽也裏實不便頭搖也陽明也氣血虛火犯上而鼓動者補之別無疾常常頭搖不自知肝風也又云心絕亦有頭搖

脈候　浮滑為風痰易治短濇為虛難治滑治持脈之要有三一曰舉二曰按三曰尋脈輕手循之曰舉重手取之曰按不輕不重委曲求之曰尋

不治

頭痛久視無所見卒視亦無所見者俱不治

醫通治頭風諸效藥不效　附子一隻切片菉豆一升一同煑熟去附但服菉豆汁但服菉豆及汁　頭風諸藥不效者惟用此方醫通

蓖草麻乳香打餅貼氣厥頭痛太陽穴此名萆麻貼法

眩暈門

經云因於風欲如運樞起居如驚神氣乃浮內經論屬肝為上厥虛肝虛目䀮耳聾

河間論獨取內經諸風掉眩皆屬於肝句風諸主動則金衰不制木而木生火々生生風々火屬陽々主火乎動

丹溪云無火不動痰無痰不成眩痰在上火在下火炎上而動其痰也　仲景以痰飲為先

嚴氏為外感六淫七情內傷皆作眩此症非外邪乃肝膽之風陽上冒耳其中痰火風中虛下虛治膽治胃治肝之分至於天麻勾菊熄風隨時可用本之肝風是也又云痰火者用羚羊角梔翹桑丹以清洩上焦竅絡

之熱從胆治也痰多者必理陽明竹瀝姜汁橘紅菖蒲二陳之類中虛者外臺茯苓飲下脊養虛者補腎養肝育陰潛陽之品鎮攝之治

風暈　惡風自汗川芎散

熱暈　火熱上攻煩渴引飲暑月熱盛大黃湯

虛眩　內傷氣虛如老人早起眩暈須臾自定陽虛也徐洄溪云陽氣上升至於身體不能自主此非浮火之比必用金石鎮墜之品

濕眩　鼻塞身重芎朮湯

面門

經云天寒則裂地凌氷或手足懈怠然而其面不衣何也曰十二經脈三百六十五絡其血氣皆上於面而走空竅其精陽氣上走於目而為精其別氣走於耳而聽其宗氣上出於鼻而為臭其濁氣出於胃走唇舌而為味其氣之精液皆上熏於面而皮人厚其肉堅故大熱甚寒不能勝之也

凡相五色之奇脈面黃目青面黃目赤面黃目白面黃目黑者皆不死也

面青目赤面赤目白面青目黑面黑目白面赤目青皆死也

凡病人面赤屬火若滿面微紅而氣盛者此火症無疑也

若病人兩顴鮮紅如指如縷而餘地不赤者此陰虛也仲景曰面赤戴陽下虛故也婦人尤多見之　病人面紅不退邪盛病進為難治愈

病人面白氣虛也或白黃淡黃而氣不足者必失血也

病人面白枯色者血氣俱敗也若有痰火尤為難治

病人面青黃白者陽虛陰勝也

久病面轉黃蒼此欲愈也　黃潤而微赤者必主濕熱　面黃而黑青者木犯土而難治

面色青蒼多主疼痛

面色如煤不開終主不吉　平人面色如烟塵眼下青黑必有病

至至則必重

病人及無病人黑色起入目及口鼻三日死　病人目無精光若土色不受飲食者四日死　久病人耳目及顴骨赤者五日死

女人面色青者必肝强脾弱多怒少食或經水不調

女人顴頰鮮紅名帶桃花此陰中有虛火多淫而無子

左頰赤為肝熱顖赤為心熱鼻赤為脾熱右頰赤為肺熱頤赤為腎熱

面青肝虛面白肺虛面黃脾虛兩顴紅陰虛　又云面如漆柴手足少陰氣俱絕為血先死若面黑不至於枯者六味丸

經云面腫曰風腫有虛實腫者為實浮者為虛

病人面上及口唇青黑俱不可救　病人及無病之人面如馬肝色望之如青近之如黑者死

經云色見青如草茲者死黃如枳實者死黑如炲者烟煤色者死赤如衃血者死白如枯骨者死此五色之見死也青如翠羽者生赤如鷄冠者生黃如蟹腹者生白如豕膏者生黑如烏羽者生此五色之見生也

金匱云病人氣色見於面部願聞其說師曰鼻頭色青腹中痛苦冷者死鼻頭色微黑者有水氣色黃者胸中有寒色白者亡血也設微赤非時者死其目正圓者痓不治又青色青為痛色黑

為勞色赤為風色黃者便難色鮮明者有留飲

病人面目皆有黃色起者將愈　病人面目俱黃者不死

青色見於太陰太陽及魚尾正面口角如大青藍色怪惡之狀者肝氣絕主死若如翠羽柏皮者只是肝邪有驚病風病目病之疾

黃色見於鼻乾燥若土偶之形脾絕主死若以桂花雜以黑暈只是脾病飲食不快四肢倦怠有妻妾之累

紅色見於口唇及三陰三陽上下如馬肝之色死血之狀者心氣絕主死若如橘紅馬尾之色者只是心病有怔忡驚悸夜卧不寧

黑色見於耳或輪郭內外命門懸壁若污水烟煤之狀為腎絶死

若如蜘蛛蜘蝴眼烏羽之黑者只是腎虛火旺之病

白色見於鼻準及正面如枯骨及擦在殘汗粉者為肺絶丙丁日

死如膩粉梅花白棉者只是肺邪欬嗽有孝服之憂

目門

內經曰五藏六府之精氣上注於目而為之精〻之窠為眼骨之精為瞳子筋之精為黑眼血之精為絡其窠氣之精為白眼肌肉之精為約束　精散則視岐視岐見兩物目者心之使也心者神之舍也故精神亂而不轉卒然見非常處精神魂魄散不相得故曰惑也　又曰肝在竅為目兩頭大小眥為血輪屬心眼白為氣輪屬肺黑精為氣輪屬肝上下胞為肉輪屬脾中心瞳神為水輪屬腎

氣輪　火乘肺腫赤也

風輪　火乘肝喜怒不常勞心也

肉輪　火風乘脾也嗜辛熱物飽暖眠風痰積壅所致宜醒脾約

血輪　火乘心也七情煩勞內動於心洗心涼血所宜

水輪　火乘腎也七情嗜慾所致故眼病無寒却屬火藥用鹹寒涼血順氣治有內傷外分感之別眼科有廿三門

內障　先患一眼次患兩目皆有翳在黑睛內遮瞳子而然皆不疼不痛無淚無眵細觀如薄霧之形久視如輕烟之狀飛蠅散亂日漸月增內障昏蒙外無翳膜屬血少神勞腎虛瞳子散大皆裏病養血補水安神以調之

外障　目赤痛頭項半邊痛多淚多眵從下而上從皆

眼花　此肝腎虛也黑花腎虛五色花腎虛客熱也青花膽虛紅花火盛實也上虛屬肝頭眩下虛屬腎眼花也　海藏云目能近視知其有水不能遠視知其無花火

眵　眼眵多結者必因有火結眵黃者體實火也移眵不實肺虛有熱也赤眼者無非肝經血熱

眼衄　積熱傷肝也犀角地黃生料六味凡

凡治傷寒須觀兩目或赤或黃者為陽症　目色清白而無昏冒閃爍之意者多非火症　目睛上視者謂之戴眼此屬足太陽經之症蓋太陽為目之上綱而與少陰為表裏少陰腎虛則太陽陰虛血少故其筋脈燥急牽引而上若直視不轉者尤

為凶俟治此當培陰養血令人不知皆云為風若用風藥則陰

愈虛血愈燥矣　眼疾洗足極效

外臺秘要云肘後療傷寒大病後熱毒攻目方　煑蜂房以洗之

日六七度

又方冷水漬青布以掩目

肘後方治目赤卒痛以鹽湯洗之

又方　竹葉　黃連　古錢

又方　鯉魚胆　黃連　塗目皆

千金治赤眼　黃連驢乳淹三宿點上

耳門

內經曰腎氣通於耳腎和則耳能聞五音矣　人之耳中鳴者何氣使然耳者宗脈之所聚也故胃中空則宗脈虛〻則下溜脈有所竭者故耳鳴　上氣不足耳為之苦鳴　精脫者耳聾

耳聾不痛者取足少陽胆聾而痛者取手陽明大腸新聾多熱久聾多虛

左聾者足少陽胆之火也忿怒者有之　右聾者足太陽膀胱之火也色慾之人有之

左右聾者足陽明胃之火也醇酒厚味者有之　腎開竅於耳心亦寄竅於耳胆絡附於耳

陰虛治心腎邪干竅閉治胆肝耳症治法先調氣開鬱非磁石鎮墜菖蒲辛通不可

風熱聾　風熱上鬱者必痒或頭痛耳痒屬熱

滋耳聾　雨水入耳腫痛

虛聾　各經雖有而肝腎爲最或以年衰或以病後勞倦精脫

嘈嘈而鳴時見眼花大培根本

火聾　閧閧熇熇或脹或熱或頭面紅赤清火主之

氣閉　肝膽氣逆非虛非火憂鬱怒氣順氣心舒而閉自開也

竅閉　必損傷挫傷雷炮震傷或患聤耳潰膿不止壞其竅者

宜開通之法以治之

聤耳　熱氣乘虛入絡氣聚則生膿塞耳

耳痒　此一日一作挑出血稍愈此腎虛浮毒宜元貝母醫通

謂腎家有風四生散

耳膿　濕熱聚於耳中也

血衄　肝火飲酒多怒者有之外用龍灰骨吹生料六味湯治之

耳草　肝胆怒火腎虛火炎耳中結頭大蒂小如草外用硇砂散點之　硇砂一錢輕粉雄黃各三分冰片一分

耳聾在傷寒三日少陽受之故為耳聾此以寒邪在經氣而然仲景云耳無聞者陽氣虛也

景岳曰凡病耳聾其屬氣虛者十九氣閉者十一耳

俞氏云凡治高年逆上之氣耳聾以磁石為主以其重能達下性主下吸入能制肝木之上吸也而用地黃龜膠群陰之藥補之更用五味山萸之酸以收之令陰氣自旺於本宮不上觸於陽

竅

鼻門

内經曰肺氣通於鼻肺和則鼻能知臭香矣此肺有病而鼻為之不利也

鼻淵　經云膽移熱於腦則辛頞鼻淵鼻淵者濁涕下不止也傳為衄衊瞑目通用蒼耳散辛夷散正傳腦漏秘方腦流俗名控腦砂鼻中時〻流臭黃水甚者腦亦時痛又云有虫蝕腦中用絲瓜藤近根三五尺許燒存性為末酒調下

鼻痔　鼻中生瘜肉也肺經熱也結久則鼻齆辛夷散主之外用硇砂散點之又方用瓜蒂散治瘜肉甜瓜蒂三分白礬少許以棉裹塞鼻者自落一方以膚水點之一方用白礬末加阿魏腦射少許吹上化水而消又單方老刀豆為末酒調服治腦流

鼻齆　肺氣注於鼻上榮頭面若風寒客於頭腦則氣不通久

而鬱熱搏於津液濃涕結聚則鼻不聞香臭遂成齆

鼻衄　經云春善病鼽衄（鼽者鼻出清涕風寒傷皮毛也人云鼻屬肺為鼽紅屬胃為衄）

金匱文脈家不可發汗　又云尺脈浮目睛暈黄衄未止暈黄去目睛慧了知衄今止又曰從春至夏衄者太陽從秋至冬衄者陽明（少陽之脈不入鼻頞故不血）　此陰虛血熱者有之常皆戒酒色清金洩熱滋水滋陰之治　又曰諸衄家不可與白虎湯虛者亦不可與辛得之腰痛而利者但可溫之

脉　外感者必浮大內傷者必沉細（人方衄時用人乳滴鼻孔頞印上隨滴隨嚥下數杯即止不發　皆景岳書）

鼻赤　俗名酒渣鼻血熱入鼻也枇杷葉散（千金治鼻赤方硫黄白礬各末茄汁）

調敷

鼻紫黑　酒氣薰灼血爲極熱極小　治之

口舌唇齒門

經云脾氣通於口脾和則口能知五穀矣心氣通於舌心和則舌能辨五味矣　舌者心主官也唇者脾之官也齒者腎之餘也

舌根屬心舌邊屬脾舌本屬肝腎

內經曰足少陰之脈貫腎繫舌本足太陰連舌本散舌下足厥陰聚於陰器絡於舌本弗榮則筋急舌卷囊縮　肝絕　手明陽還出挾口交人中足陽明還出挾口環唇　人之自齧舌者何氣使然此厥氣走上火氣上逆脈氣使然也少陰氣至則齧舌舌爲手少陰[illegible]少陽氣至則齧頰手少陽三焦脈下頰足少陽膽脈加頰車陽明氣至則齧唇矣手陽明太陽脈挾口足陽明胃脈環唇

心熱則口苦肝熱則口酸脾熱則口甘肺熱則口辛腎熱則口鹹

口淡

口淡者胃為土土為萬物之母故胃為一身之本淡為五味之本又醫通為口淡胃津不布也　口澀者肝邪逆於肺氣虛火旺也

口糜　膀胱移熱於小腸鬲腸不便上為口糜導赤散治之

口瘡　心脾胃火久不愈者或有元藏氣頭熱足冷脉虛涼藥不效者無根虛火上浮宜連理湯附子理中

口臭　丹溪曰脾有鬱火溢入肺中濁氣上行所致用香薷口漱有年奉養太過厚味及補陽藥口臭不可近甘露飲加犀角茵蔯口中如膠而臭知母地骨皮山梔麥冬生草食鹽嚥下壯盛者涼膈散千金治口臭方甘草白芷川芎松根白皮　又方大棗瓜子仁一方細辛豆蔻含之　一方井花水三

升漱口吐
厠中良

舌腫　醫統云七情所鬱及心經熱壅則舌腫不得息人治一人舌腫
滿口諸药不效以梅花水片為末數之即消　正傳以蒲黄一味頻刷舌上以黄追一味煎濃細細呷之以瀉心火

舌衄　舌上無故出血此心火之溢也出血如線先以蒲黄煎湯洗之次用槐花炒研掺之或一味文蛤為末掺之黄耆六一散生脈散主之

舌出　舌吐不收為陽强舌縮不言名陰强　傷寒症舌出不收用巴豆一粒研細去油以紙捲納入鼻中即收上

舌强硬　如豬脬以鍼刺舌兩邊大脈血出即消勿刺中央令人血出不止此病人多不識失治則死

舌菌　舌本心邊屬脾心脾毒火所攻心緒煩擾則心火思慮傷脾則氣鬱初起如豆頭大頂小如菌焮腫尖如泛蓮狀如鷄冠舌縮不能言崩裂血出而致虛脫外症中絕症也北庭丹點之方用人中白硇瓦松溏鴨糞瓦上青苔入水片射香名北庭丹

重舌　舌下又生一舌非外感風熱即思慮太過心火上炎

木舌　舌腫滿口心脾壅熱也紫雪竹瀝刺之亦可

繭緊唇　唇口緊小不能開合飲食不急治則可死此心火灼傳

授脾　經腎水枯脾積熱也瀉黃散歸脾養營湯外用黃柏散敷臥貼黃柏片

流涎　涎為脾液流下為脾熱也　經云帝人之涎下者何氣使然飲食者皆入於胃胃中有熱則虫動虫動則胃緩胃緩

則廉泉開故涎下

舌強　舌乾而強常事舌潤而強所為口雖欲言舌不得前宛症也

外臺五香丸　治口臭及身臭止腫痛散血氣方

丁香　附子　青木香　藿香　零陵香　豆蔻　當歸　白芷　當各兩　檳榔二枚

甘松香　桂心兩　共研口臭身臭用五香　右十一味研細蜜丸如豆大日三夜一時含之咽津五日內口香十日身香二七日夜被香三七日下風人聞香四七日靜洗手水落地香五七日香把他人手亦香

牙痛　地龍散　地龍　元胡索　華撥各等分為末用棉子裹隨左右痛於耳內塞之　千金治牙痛方用寒菊花雪花同打飯為丸如棗大搗入鼻中　又方鶴虱甘松白芷細辛等分為

末搽煎湯嗽口　又一洗方用黑豆葱熟艾川椒煎湯漱口

牙宣

牙疳

治食魚骨鯁久不出方本事方以皂角末少許吹鼻中得鯁出多秘此方此丹方也皂角氣味辛溫入手太陰最能通竅以肺氣一身之氣化氣化流行則骨哽自出矣

聲音門

内經云人之卒然憂恚而言無音者何道之塞曰咽喉者水穀之道也喉嚨者氣之所以上下者也會厭者音聲之户也口唇者音聲之扇也舌者音聲之機也懸雍上腭垂者音聲之關也頏顙者分氣之所泄也横骨者神氣所使主發舌者也故人之鼻洞涕出不收者頏顙不開分氣失也是故厭小而疾薄則發氣疾其開闔利其出氣易其厭大而厚則開闔難其氣出遲故重言也人卒然無音者寒氣客於厭則厭不能發發不能下其開闔不致故無音肝木在音為角在聲為呼在變動為握　心火在音為徵在聲為笑在變動為憂　脾土在音為宮在聲為歌在變動為噦　肺金在音為商在聲為笑在變動為欬　腎水在音為羽在聲為呻在變動為慄

人有重身孕九月而瘖九月足少陰此胞之絡脈絕也胞絡者繫於腎少陰之脈貫腎繫舌本故不能言無治也當十月復十月分娩則阻者通

心脈搏堅而長病卷不能言

邪入於陰則瘖聲出於肺

金實無聲實也風痰寒熱　金破不鳴虛也聲出於五臟舌為心之苗肝病舌卷脾挾舌本

腎脈繫舌本内奪而厥則為瘖痱此腎虛也

肝脈鷩暴有所驚駭脈不至若瘖不治自已

俞西昌云新病小病聲不病變久病苛病其聲乃變

金匱曰病人語聲寂寂然喜驚呼者骨脊間病語聲喑喑然不徹者心膈間病語聲啾啾然細而長者頭中病

醫通張玉璐云失音大都不越於肺

噫門

經曰人之噫者何氣然使俗作噯寒氣客於胃厥逆從下上散復出於胃故為噫心為噫陽明絡屬心陰氣盛而上走陽明故噫

噫者胸中氣不交也

仲景旋覆花湯

太息門

經曰人之太息者何氣使然憂思則心系急急則氣道約約則不利故太息以伸出之

泣門

經曰人之哀而泣涕出者何氣使然心者五藏六府之主也目者宗脈之所聚也（耳目皆宗脈之所聚）上液之道也口鼻者氣之門户也故悲哀愁憂則心動心動則五臟六腑皆揺揺則宗脈感感則液道開開故泣涕出也液者所以灌精濡孔竅者也故上液之道開則泣泣不止則液竭液竭則精不灌精不灌則目無所見矣故名曰奪精

欠門 俗作呵欠

經曰人之欠者何氣使然衛晝日行於陽夜半則行於陰陰者主夜夜者卧陽者主上陰者主下故陰氣積於下陽氣未盡陽引而上陰引而下陰陽相引故數欠陽氣盡陰氣盛則目瞑陰氣盡而陽氣盛則寤矣

噫門

經曰人之噫者何氣使然陽氣和利滿於心出於鼻故為噫鼻為肺竅心脈入肺噫則氣肺通

金匱曰中寒家其人下利以裏虛也欲噫不能此人肚中寒傷風有噫為輕

呃逆門

内經曰人之噦者何氣使然（古無呃字疑是呃）穀入於胃胃氣上注於肺今有故寒氣與新穀氣俱還入於胃新故相亂真邪相攻氣并相逆復出於胃故為噦

金匱云病人胸中似喘不喘似噦不噦徹心中憒憒然無奈者生姜半夏湯主之　乾嘔噦若手足厥者橘皮生姜湯主之噦逆者橘皮竹茹湯主之

仲景陽明篇胃中虛冷故也　張子和生吐法

東垣為陰火上衝吸氣不入胃脈反逆陰中伏陽用滋腎丸（知柏桂）瀉陰中伏火

丹溪引內經言諸逆衝上皆屬於火謂肝腎陰虛氣從臍下衝上由相火上炎挾衝逆上用大補陰丸峻補真陰

醫通云呃逆在辨寒熱聲之連續有力者大便必堅定屬火熱此屬有火有聲實者傷寒失下地道不通恒有之下之則愈其聲祗怯而不能上達於咽喉或時鄭聲定是虛寒此無火無聲苟非丁附不治人有始熱終寒者始本熱邪因過用寒涼寒鬱其熱遂至呃逆急宜理連湯加半夏之類人曰此乃寒熱錯亂氣相搏使然如丁柿并投之屬再有瘀血呃大便如漆者再有濕痰呃者人多此背寒肢冷便溏須推瘀血濕痰治之

葉氏謂肺氣鬱痺陽虛濁泛以開上焦之痺与肺

虛呃　其呃必輕徐徐而低多宜溫補脾腎

實呃　其呃必重連連而響痰食氣逆傷寒失下地道不通當涼下之

寒呃　或以風寒或以生冷汗吐下後誤進寒涼當溫之

熱呃　所謂有火有聲無火無聲察其脈滑實者有滯便堅

產後呃逆最爲惡候急刺期門左穴用四逆湯人參羗桂

經云噦者以草刺鼻嚏嚏而已

脈宜浮緩弦急必須分寒熱差之毫釐死在旦夕

景岳一方治呃逆久不愈者連連四五十聲者用生姜汁一合加蜜一題溫熱服

又景岳一熨法治呃逆服藥不效者用硫黄乳香等分以酒煎令病人以鼻熨之　一方以雄黄一味酒煎熨

心腹痛門

内經云厥心痛與背相控善瘛如從後觸其心傴僂者腎心痛也腎心痛者多由陰邪上衝故善瘛如從後觸其心腹脹滿心尤痛甚胃心痛也胃心痛者多由停滯故胸腹脹滿痛如以錐針刺其心心痛甚者脾心痛也脾心痛者多由寒逆中焦故其痛甚色蒼蒼如死狀終日不得太息肝心痛也肝心痛者多由木大之鬱病在血分故色蒼蒼如死狀臥若徒居心痛間動作痛益甚色不變肺心痛也肺心痛者多由上焦不清病在氣分故動作則痛益甚若知在氣則順之在血則行之鬱則開之滯則逐之大多實則或散或清寒多虛或溫或補必真心痛無治也真心痛手足清至節旦發夕死夕發旦死

又曰胃脘當心而痛即時人以此為心痛不知心不痛可痛真心

痛無治也見此痛者皆有部位寒熱虛實之不同宜詳察而治之丹溪云心痛即胃脘痛也　心在岐骨之陷處

大腹屬脾中脘痛者脾胃病也理中湯　當臍屬腎少陰病也真武湯主之

少腹屬肝在臍下肝腎大小腸膀胱病也當歸四逆湯加吳萸

久痛非寒暴痛非熱熱則芍藥甘草湯黃芩湯寒則理中加吳萸人云痛症初病在經久痛入絡以經主氣絡主血　徐洄溪云腹痛久者必有食積丸藥以漸除之煎方不足以愈病也

寒痛　景岳云因寒者多寒則凝滯凝滯則氣逆氣逆則痛脹由生綿綿痛無增減者寒也手足逆通身冷汗出尿不渴寒也

有因內寒者如食寒飲冷是也有因外寒者觸冒寒邪也有因

陰寒痛者凡男婦房室後中寒而痛極者以葱姜炒熨回逆理中丸主之丹溪主治溫散忌補忌參术

熱痛

火痛主三焦　張介賓云時痛時止者熱也痛處得熱手不可近便閉喜冷者熱也身熱足冷痛甚煩躁其脈洪大者火也可與金鈴子散火在上者必有煩渴喜冷火在下者必有脹熱秘淋且云以別痧治腹痛神效

虛痛

痛處得按而止者為虛久痛多虛得食稍可者為虛痛緩莫得其處者為虛痛在腔脇經絡不守中藏而牽連腰背無脹無滯者多虛虛者或氣或血不能營養心脾者多然必勞損憂思不遂者或心脾肝腎氣血本虛而偶犯勞傷及寒飲食

不調者皆有此症

實痛　景岳云痛處拒按者為實暴痛者多寔脹滿畏食者為寔痛劇堅定不移者為寔痛在腸臟中有物者滯者多寔實者食滯痰血虫瘕也　食滯痰飲古法俱用吐法而愈病名心差素問謂之痞因胃口熱食易消故痞亦類消中為痰火鼓動死致在上為痛利後痛減得食痛甚拒按者食滯也　凡腹中漉漉有聲作酸嘔嘿痛引脇背痰飲也　凡痛有常處不移動者血積也有平日喜熱物以致死瘀血留胃及婦人產後經來未淨痛定能食吐涎沫者虫也

金匱云心中痞諸逆心懸痛桂枝生姜枳寔湯主之　心痛徹

背背痛徹心烏頭赤石脂丸主之

方書之有九種心痛飲食冷熱風注悸去來出也通用九種丸歌云參附子乾姜九種丸巴豆吳萸生狼牙傳或用手拈散以詳辨之

飲心痛　傷水飲聚痰涎心痛如刺五苓散

食心痛　食物過多生冷內傷香砂平胃散

冷心痛　寒氣客於背俞之脈則血澁血澁則血虛血虛則痛其俞注於心故相引而痛宜扶脾助胃

熱心痛　積熱攻心暑毒入心面目黃赤身熱燥煩掌中熱大便堅金鈴子散

風心痛　因傷風冷肝邪乘心兩脇引痛

疰心痛　神昏卒倒口噤不省因感惡忤尸疰蘇合香丸

虫心痛　痛定能食時作時止吐涎沫者是也化虫丸

悸心痛　因七情驚悸所致四七湯

去來痛　心痛或作或止久不愈也心胞絡為風邪冷熱所乘痛故成疹不死發作有時久不得瘥即名積心痛九種丸主之

當臍痛為腎虛任脈為病六味龟版炭小建中和之

臍下忽大痛人中黑者多死

臍為神闕乃命之蒂臍中出水濕液腥臭此少陰有濕熱也知柏八味丸

脈　心痛在寸腹痛在關臍下在尺沉弦細動皆是痛症宜沉

細不宜浮大左手數熱也右手緊瘕與積也濇者死血也伏者痛甚也大者久病也

背脊痛門

内經云督脈之經與膀胱皆取道於脊也故背脊常熱痛者陰虛也（六味加鹿茸治之）常寒而痛者陽虛也（八味加鹿茸）有督氣攻脊而項强頸痛連脊不能轉移此地氣從背而上入也（椒附散）餘為太陽經病或因跌打惡血留痛（去瘀通絡）

胸痹門

金匱云夫脈當取太過不及陽微陰弦陽不足也陰太過也即胸痹痹閉也而痛所以然者責其極虛陽虛而陰干也今陽虛知在上焦所以胸痹心痛者以其陰弦故也上焦為陽位脈微為虛之甚故曰極虛以虛陽而受陰邪之擊故心痛平人無疾也無寒熱無新邪也短氣不足以息者實也為裏實也

胸痹之病喘息欬吐胸背痛短氣寸口脈沉而遲關上小緊數寸口陽也沉遲等於微矣關脈反數陽失位陰反得而主之括蔞薤白白酒湯主之薤白[illegible]酒半以開痹溫以行陽括蔞者必有痰濁阻耳

胸痹不得臥肺氣不通心痛徹背者心氣塞而不和括蔞薤白半夏湯主之痰飲為主

胸痹心中痞氣氣結在胸胸滿脇下逆搶心不降枳實薤白頭桂枝湯主之人參湯亦主之以虛實而決之

胸痹胸中氣塞短氣茯苓杏仁甘草湯主之橘紅生姜湯主亦主之酌強弱而用之

胸痹緩急者筋失養或緩或急薏苡附子散主之苡仁舒筋脉附子通陽脉

夫胸痹則胸中陽虛不運久而成痹俱用辛滑溫通流運上焦清陽為主

痞滿門

内經曰飲食不節起居不時者陰受之陰受之則入五臟入五臟則䐜滿而閉塞

痞者痞塞不開之謂滿者脹滿不行之謂心下滿而不痛者此爲痞滿而痛者爲結胸夫痞滿景岳謂虚有虚實之辨有邪有滯而痞者實也便秘者實也無物無滯者虚也大便利者虚也實則消散虚則温補丹溪謂土邪之爲也劉氏以瀉心主之獨東垣以血病言之謂其下多亡陰而損血也

脇痛門

經云肝有邪其氣留於兩腋　肝病者兩脇下痛引小腹　肺病傳肝則脇痛出食

熱論篇曰傷寒三日少陽受之少陽主胆其脈循脇絡於耳故胸脇痛而耳聾

夫脇者肝膽之脈布脇肋此左統肝右屬脾上近肺下通腎傷寒少陽為多雜症肝經所阻仲景用旋覆花湯河間以金鈴子散左屬肝屬血右屬肺脾痰氣有形為實無形為虛總以行氣為主

氣鬱者宜枳殼散

死血者惡血停留於肝按之痛甚者是也小柴胡加桃仁紅花

痰飲者痛則欬嗆氣急引動疎肝化氣外感寒熱脇痛小柴胡加只殼吉更若身涼表症罷乾嘔脇痛有水也十棗湯

食積者脇下如杠起一条足作痛當歸龍薈加枳實人云白芥子枳殼為治脇痛之專藥

再有一種乾脇痛虛甚成損脇下常有一點痛不止者名曰乾脇痛甚危以八物湯治之八物湯乃四物加楝延乳香同烏葯

脈　雙弦者脇痛沉伏為欝

身項乳門

內經曰肝脾腎三藏虛脾屬土腎主水肝不勝土皆令人體重煩冤

金匱云風濕脈浮身重汗出惡風防己黃芪湯主之　故身重太都屬濕寒而身堅痛痛處常冷甘草附子湯濕熱相搏身肩肩背沉重風濕相搏一身盡痛陽病者不能俛陰病者不能仰

汪石山治一人年三十餘得奇疾遍身淫淫如虫從行從左腿足起漸次而上至頭復下至右腿自覺虫行有聲之狀醫多不識為何病汪診其脈浮小而濇按之不足兼察形視色知其為虛仲景云身如虫行汗多亡陽也遂用補中益氣倍參朮加酒炒黃柏五分服至二十餘劑而愈

治身體臭方　竹葉方桃白皮用水煎洗浴　又方甘草瓜子大棗松根皮等分研細食後服方寸匕一日覺效五十日身體並香百日衣服床幃悉香

千金治狐臭方　小便承熱夜洗

解㑊門 解㑊音懈跡

内經云尺脈緩濇謂之解㑊人云督脈太過令人解㑊　腎氣鬱熱精不運而解惰煩熱氣乏不欲言此腎虛熱有餘也肥人夏月多此濕熱為患也　解者肌肉解散㑊者筋不束骨其症似寒非寒似熱非熱四肢骨節解散怠惰煩疼飲食不美或因傷酒或中濕或冒風寒或房勞或婦人經事不調以此得病宜通氣血内傷外感兼治

痿門

内經曰肺主身之皮毛心主身之血脈肝主身之筋膜脾主身之肌肉腎主身之骨髓故肺熱葉焦則皮毛虚弱急薄著則生痿躄也心氣熱則下脈急而上上則下脈虚虚則生脈痿樞折挈脛縱而不任地也肝氣熱則膽泄口苦筋膜乾筋膜乾則筋急而攣發為筋痿脾氣熱則胃乾而渴肌肉不仁發為肉痿腎氣熱則腰脊不舉骨枯而髓減發為骨痿

帝曰何以得之曰肺者臟之長也為心之蓋也有所失亡所求不得則發肺鳴鳴則肺熱葉焦故曰五臟因肺熱葉焦發為痿躄此之謂也悲哀太甚則胞絡絶胞絡絶則陽氣内動發則心下

崩數溲血也故本病曰大經空虚發為肌痺傳為脈痿思想無窮所願不得意淫於外入房太甚宗經弛縱發為筋痿及為白淫故下經曰筋痿者生於肝使内也有漸於濕以水為事若有所留居處相濕肌肉濡漬痺而不仁發為肉痿故下經曰肉痿者得之濕地也有所遠行勞倦逢大熱而渴渴則陽氣内伐内伐則熱舍於腎腎者水藏也今水不勝火則骨枯而髓虚故足不任身發為骨痿故下經曰骨痿者生於大熱也

帝曰何以别之曰肺熱者色白而毛敗心熱者色赤而絡脈溢肝熱者色蒼而爪枯脾熱者色黄而肉蠕動腎熱者色黑而齒槁

帝曰論言治痿獨取陽明何也曰陽明者五藏六府之海主潤宗

筋宗筋主束骨而利機關也衝脉者經脉者之海也主滲灌谿谷與陽明會於宗筋陽陰總宗筋之會會於氣街而陽明爲之長皆屬於帶脉而絡於督脉故陽明虚則宗筋縱帶脉不引故足痿不用也帝曰治之奈何曰各補其榮而通其俞調其虚實和其逆順筋脉骨肉各以其時受月則病已矣帝曰善

人曰因於濕首如裹濕熱不攘大筋緛短小經弛長緛短爲拘弛長爲痿

景岳曰痿症内經言之詳皆言爲熱而五藏之症人總于肺熱葉焦以致金燥水虧而成然細察經文又曰悲哀太甚胞絡絶傳爲脉痿思想無窮所願不得發爲筋痿有漸於濕以水爲事發

為肉痿之類則人非盡為大證因此而生大者有之因此而敗傷元氣者有之元氣敗傷則精虛不能灌溉血虛不能營養者亦不少矣若概從大論則恐真陽虧敗及土衰水涸者有不能堪故當酌寒熱之淺深審虛實之緩急以施治庶得治痿之上矣

凡痿由濕熱者二妙丸加減陰虛有熱者大補陰丸之類惟鹿角膠丸金剛丸若陰虛無濕或多汗者俱不可輕用蒼朮蓋痿症最忌表散亦忌傷陰也

石頑曰大都起於陽明濕熱內蘊不清

薛立齋云痿症多因足三陰虛損若脾腎不足無力者用還少丹

肝經虛熱者六味八味丸

陳無擇曰痿者內藏不足但不任用亦無痛楚此血氣之虛也

子和云風痹痿厥四症不同動而或勁為風不仁或痛為痹弱而不用為痿逆而寒熱為厥其狀未嘗同也

金匱云經熱則痹絡熱則痿

痿猶草木之萎也謂手足痿弱無力運動此血衰不能榮筋養百骸痿病均不可作風治二妙丸治痿之要藥肝腎陰虛筋骨痿弱加味四斤丸養血壯筋健步丸

健步丸治濕熱下注足弱無力 防己澤瀉防風各二苦參川烏各錢肉桂五分甘草瓜蔞根柴胡羌活滑石各錢蔥白為丸荊芥湯送下

痿症此非腎水不勝心火上爍於肺肺受火制六葉焦皮毛虛弱

急而薄者則生痿躄

麻木門（重複）

麻則屬氣虛或痰，木則全屬濕痰死血。麻木，營衛滯而不行也。

十指麻木，有胃濕痰死血（二陳二朮少，加二妙丸）。兩脚麻木或如火燎。

濕熱下注（三妙丸少，加肉桂）。

東垣治眼開則麻木，開眼則漸退（三痹去烏頭，加二妙丸）。

麻木門

麻則屬氣虛或痰，木則全屬濕痰死血。麻木，營衛滯而不行也。

十指麻木，有胃濕痰死血。二陳二朮少加附子行經。兩脚麻木，或如火燎，濕熱下注。三妙少加肉桂。

東垣治眼閉則麻木，開眼則漸退。三痹去烏頭加二妙丸。

痹門

内經曰汗出而風吹之血凝於膚為痹　又曰風寒濕三氣雜至合而為痹也其風氣勝者為行痹寒氣勝者為痛痹濕氣勝者為着痹也其有五者何也以冬遇此者為骨痹以春遇此者為筋痹以夏遇此者為脈痹以至陰遇此者為肌痹以秋遇此者為皮痹　曰内舍五藏六府何氣使然曰五藏皆有合病久而不去者内舍於其合也故骨痹不已復感於邪内舍於腎筋痹不已復感於邪内舍於肝脈痹不已復感於邪内舍於心肌痹不已復感於邪内舍於脾皮痹不已復感於邪内舍於肺所謂痹者各以其時重感於風寒濕之氣也

金匱曰夫風之為病當半身不遂或但臂不遂者此為痺

金匱曰血痺之病從何得之師曰夫尊榮人骨弱肌膚盛重因疲勞汗出臥不時動搖加被微風遂得之但以脈自微濇在寸口關上小緊宜鍼引陽氣令脈和緊去則愈　血痺陰陽俱微寸口關上微尺中小緊外證身體不仁如風痺狀黄耆桂枝五物湯主之

腎着之為病身體重腰冷如坐水中形如水狀反不渴小便自利飲食如故病屬下焦身勞汗出衣裡冷濕久久得之腰以下冷痛腹重如帶五千錢甘薑苓朮湯主之

諸肢節疼痛身體尫羸脚腫如脫頭眩短氣溫溫欲吐桂枝芍藥知

母湯主之

寸口脈沉而弱沉即主骨弱即主筋沉即為腎弱即為肝汗出入水中如水傷心歷節痛黄汗出故曰歷節

盛人脈濇小短氣血汗出歷節痛不可屈伸此皆飲酒汗出當風所致

病歷節不可屈伸烏頭湯主之治脚氣疼痛不可屈伸

行痺　痛行而不定即歷節痛風之類主風

痺痛　痛有定處俗名痛風寒氣凝結陽氣不

着痺　痛而麻木着而不利主濕

骨痺　痛行若均心四肢攣急關節浮腫即寒痺痛痺也

筋痺　遊行不定或赤腫即風痺行痛痺也

脈痺　臟府移熱外邪入絡唇口反裂皮膚色變即熱痺也或病後熱毒流入肢節為患痢疹後最多是症患處必熱通用千金犀角湯　犀羚梔豉射干升麻前胡大黄与黄芩

血痺　人卧血歸於肝汗出而風吹之血凝於膚者為痺黄耆桂枝五物湯主之盡晝輕夜重加當归

寒痺　内經有寒痺方醕酒廿斤蜀椒一升乾姜一斤桂心一斤四味漬酒中用棉絮一斤細白布四丈并納酒中置矢熅音熅中蓋封勿使泄氣五日五夜出布棉絮曝乾之乾復漬以盡其汁復布為復中長六七尺則用之桑炭炙巾以熨寒痺所刺之

處起步內中無見風

丹溪曰痛風者大率因血受熱其後涉冷水立濕地卧當風寒外搏血得風寒所以作痛痛有常處赤腫灼熱此欲成風毒宜敗毒散如肢節痛者須用羌活肥人多挾痰導痰湯瘦人多血枯四物湯老人性急作勞兩腿痛動則痛甚或血利用瀉藥惡血流入經絡四物加桃仁陳皮

景岳曰歷節即行痺是氣血本虛或因飲酒腠理開汗出當風所致或因調護不謹以致三氣之邪偏歷關節與血氣相搏而痛或如虎之咬故名之曰白虎歷節

喻嘉言云三痺症風入於陰分與寒濕互結擾亂其脈血故致身

中之陽不通於陰方多用麻黄白芷以麻黄能通陽氣白芷能通營衛也然入在四物四君之内非率事發表明矣至於攻裏之藥從無用之者以攻裏之藥皆苦寒用之陽愈不通其痺輕夜轉入諸府而危症矣

中藏經曰歷節疼痛者因醉犯房而得也有晝輕夜重正陰邪之陰分也有遇陰風雨陰晦而甚者此症陰邪侮陽之證也或得煖遇熱而甚者此濕熱傷陰火之證也有火宜清有寒宜溫若筋脉拘滯不利者此血虚血燥症也非養血養氣不可

石頑為禁絶湯藥恣行艾熨鍼挑

痺脉濇浮緊

經但言在脉則血凝而不流金匱直發其所以不流之故言血既痺脉自微濇然或寸或關

或尺其脉見緊小之變即風入之處也
故鍼仍所施皆引風外出之法也

或尺其脉見緊小之變即風入之處也

故鍼葯所施皆引風外出之法也

臂痛門

內經云肺心有邪其氣留於兩肘　臂臑前廉痛屬手陽明大腸　後廉屬太陽小腸　外廉屬少陽三焦　內廉屬手厥陰心胞　內前廉屬手太陰肺　內後廉屬手少陰心

臂痛　為風寒濕所搏一因痰飲流入　中脘痰入臂痛手足不能轉移指是也　一因提挈重物　和調氣血

漏肩風　肩骱痠楚或疼痛夏腫亦因風寒濕襲絡而成

夜臥臂在外者每易招寒而痛　露臂枕兒者亦易受寒而痛

手痛門

內經曰手屈而不伸若其病在筋治汝仁伸而不屈者其病在骨判散卜味

手腫痛曰手氣或指掌痛悉屬風熱　麻爲氣虛木是濕痰死血左屬血虛右屬氣虛大指屬肺經次指屬大腸經中指屬心脃絡經無名指屬木三焦經小指屬心經

手發背　初起形如苦刺紅腫而痛或膿潰如爛此由風火與濕凝滯而成三陽經病

外臺秘要云　療傷寒熱病攻手足腫痛欲脫方　煮馬糞汁漬之豬膏和羊糞塗之亦佳

結陽門

內經曰：結陽者，四肢腫。人曰：肉於氣為腫。注云：素常氣疾濕熱，加之氣濕熱爭，故腫。邪氣漸盛，正氣邪漸微，陽氣衰少，致邪伐正，氣不宣通，故四維為腫。諸陽受氣於四肢也。今人見手足關節腫痛，全以為風治者，誤矣。犀角湯主之。歌云：犀角升麻柴胡元參麦冬連喬射干木通沉香甘草芒硝。

醫通為（謂）四肢為諸陽之本，陽結則不行其陰，故留結為之肢腫。五苓散分利之。

結陰門

內經曰結陰者便血一升再結二升三結三升註云結陰之病陰氣內結不得外行血無所稟滲入腸間故便血也其脈虛濇因血結不行故下也

歌云結陰便血地榆湯甘草砂仁治法良

地榆湯主之

人云結陰先服不隨陽之徵

醫通云結陰者厥陰肝血內結不得陽氣統運滲入腸間而下非陰寒內結也結陰丹主之歌云結陰丹自醫通尋[illegible]門合[illegible]子威靈陳皮再用椿根皮只殼[illegible]炒須炒黑荊芥

腰痛門

内經曰太陽所謂腫腰脽痛者　足少陰虛則腰痛足厥陰是動

則病腰痛不可以俯仰

金匱云腎着之病其人身體重腰中冷如坐水中形如水狀反不渴小便自利飲食如故病屬下焦勞汗出衣裏冷濕久久得之腰以下冷痛腰重如帶五千錢甘姜苓朮湯主之

景岳謂腰痛其別有五一曰陽虛腎衰二曰風寒濕着三曰勞役傷腎四曰墜墮損傷五曰寢卧濕地

虛者凡悠悠戚戚屢發不已腎虛也青娥　安腎　人云腎陽有虧益火　本以消陰翳腎陰內

奪壯水之原以制陽光　腰痛者或有

寒濕腰痠者悉屬腎虛

遇陰雨久坐而痛者溼也腎着湯加吳萸

遇寒而痛喜煖而畏寒者寒也　鬱怒而痛者氣之滯也不能久立遠行　憂愁思慮而痛者氣之虛也勞動發者　勞動發者·肝腎衰也　一跌蹼挫閃舉重痛者傷在筋骨而血脈凝滞也四物乳沒五桂桃膝　血瘀留住晝靜夜重轉側錐針刺之也宜破血木巻

溼無擇爲滲濕溫散之治丹溪禁用寒涼以及人參補氣又云久腰痛必用官桂開之

腰痛面上忽見紅點及人中黑者死

腎浮死臟浮之堅按之亂如磚瓦益下入尺中者死尺脈沉大為腎虛

必效寄生散治腎虛腰痛 桑寄生鹿茸腎虛合杜仲 外臺有一味鱉甲一味鹿茸一味地黄 又方以黑豆水拌令濕炒熱布包隔一重衣熨痛處令煖氣出徹冷即易之黑豆煮酒飲治卒腰痛 又方以鹿角摩酒飲

腿足痛門

内經曰脾有邪其氣留於體兩髀上膝股内廉腎有邪其氣留於兩膕膝經由處腎脈上腨出膕

足不任地血虚故也行動振掉血寒經急也濕者兩腿隱隱痛或水腫濕至腰胯或痛至足脛或上或下或紅或腫　膝痛無有不因肝腎虚而風寒濕襲之身半已下濕中之也治膝痛以去濕為主

足跟痛腎虚有濕　足心痛腎虚濕看命門火不歸經八味丸　肥人多濕痰流注足心　足背肝胃經足跟足心屬腎經

足大指屬肝脾足小指次指屬胆足中指屬胃足小指屬膀胱腎

經

青腿牙疳　金鑑

此症方書罕載，惟止年間北路軍營而來，腿腫色青，其上必發牙疳。此陽火浮於上，陰寒鬱於下，上下不交，各自為寒為熱，各為凝結而生此症也。先從腿青腫，形如雲片，色如茄色，肉體頑硬，所以步履艱難也。胃中毒火上薰，牙齦腐腫出血，若穿腮破唇，腐即危。方用馬乳，早午晚隨擠隨服，青白馬更好，非此不治。活絡流飲主之。人云疳甚去羗附，加胡黃連、龍胆草；寒熱退去羗活、麻黃，加威靈仙、五加皮。

不治　有三：形氣衰敗，飲食不思，不治；齒落黑血，腐潰臭穢者不治；腿大腐爛，或油乾枯者不治。

活落流氣飲

蒼术　乾姜　木瓜　山查　枳壳　麻黄　烏葯　黑豆四十九粒

羌活　檳榔　附子　牛膝　獨活　甘草　黄柏

加味二妙散

黄柏　蒼术　牛膝　檳榔　黑豆四十九粒

木瓜　烏葯　歸尾　澤瀉

鶴膝風門

喻氏曰鶴膝風者即風寒濕之痺於膝也未可治其膝先養血氣俾肌肉漸榮後治其膝可也此與治半身偏枯之症大同夫既偏枯矣急溉其未枯者然後既枯者得以通氣而復榮倘不知從氣引血從血引氣之法便用麻黄防風散風之藥鮮有不全枯而速死者（通用陽和湯）

古方治小兒鶴膝風用六味地黄丸加鹿茸牛膝不治風其意最善蓋小兒非必為風寒濕所痺多因先天所禀腎氣衰薄陰寒凝聚於腰膝從外可知其內也故以六味丸補腎中之水以鹿茸補腎中之火以膝牛引之骨髓而壯其裏治本不治標之法也

鶴膝風用陽和湯（鹿角膠熟地姜桂芥子麻黄）

脚氣門

内經曰身半已上邪之中也身半以下濕之中也又云足脛腫曰水　脚氣古所無也為之厥人為緩風自晉蘇敬始有此名後世有類傷寒名以腫為濕脚不腫為乾脚氣濕者除濕乾者行氣重則冲心而死此症宜針灸　此症自膝至足或麻痺或冷痛如水或火熱攣急或腫或不腫或惡寒發熱外感者陰寒水濕雨露濕地也内傷者肥甘酒醴濕熱等物一為寒濕一為濕熱

活人書云禁用補藥湯洗淋者方書所論無非濕也焮赤腫者濕熱也黄白腫者寒濕也冲心者死

陳無擇曰脚氣不專主一氣亦不專在一經若自汗走注為風勝

無汗攣急為勝寒勝腫滿重者為濕勝煩渴熱者為暑勝四氣兼中但推其多者為勝　心下急氣喘自汗作寒作熱嘔吐不止者死以其腎水尅心火故死

丹溪云多溪起於濕東垣分内外南北之説

外臺云風毒也夫人有五藏心肺二藏經絡所起在手十指肝腎與脾三藏經絡所起在足十指夫風毒之氣皆起於地之寒暑風濕皆作蒸氣足常履之所以風毒之中人也必先中脚久而不差遍及四肢腰背頭項也微時不覺痼滯乃知經云次傳間傳是也　有冷有熱足有三陰三陽寒中三陽所患必冷暑中三陽陰所患必熱

脚氣上入少腹不仁八味丸

湯歌云腹皮杉節湯

橘紫要檳榔

脚氣冲心金匱礬石散或杉節

疝門

内經曰任脈為病男子内結七疝衝狐癩厥瘕癀癃也戴人有寒水筋血氣狐癀巢氏有厥瘕寒氣盤胕狼七名女子帶下瘕聚在男為疝在女為瘕病在少腹痛痛不得大小便病名曰疝

金匱云腹滿脈絃而緊弦則衛氣不行即惡寒緊則不欲食邪正相搏即為寒疝

寒疝繞臍痛若發則白津出手足厥冷其脈[illegible]（沉緊）者大烏頭煎主之

寒疝腹中痛及脇痛裡急者當歸生姜羊肉湯

寒疝腹中痛逆冷手足不仁若身疼痛灸刺諸藥不能治抵當烏頭桂枝湯主之

景岳曰丸少腹睪丸為腫為痛止作無時者皆疝也在氣為疝在血為瘕若年少而得之不計男女皆為無子人謂起於寒鬱（邪）久成熱

丹溪論起於濕熱人得寒氣

子和為疝不離乎肝川楝導膀胱之濕熱延胡和一身之痛　仲景獨以寒疝為名

李士材云睪丸有兩佗（左）丸屬水水生肝木統納左之血者肝也左丸屬火火生脾土統納右之氣者脾也　患左丸痛多腫少患右丸痛少腫多　久疝多熱暴疝多寒　厥陰所謂㿗疝婦人少腹腫

寒疝　囊冷結硬如石陰莖不舉睾丸而痛得之坐卧濕地風冷使内過勞宜温之

水疝　腎囊腫痛陰汗自出腫如水晶痒出黄水得於飲水醉酒使内過勞風寒濕聚於囊中宜逐水之劑

筋疝　陰莖腫脹或潰膿筋縮莖痛痛極作痒挺縱不收或出白物房勞所傷邪術所使降心火之劑

血疝　狀如黄瓜少腹下兩旁揩紋中結成癰腫情慾當泄不泄所致宜和血之劑即今之囊癰之類

氣疝　其狀上連腎俞下及陰囊忿怒氣鬱而成或因號哭有治法鍼出氣而俞以散氣藥下之　或小兒亦有此疾俗名偏

氣得之父已年老者或年少多病陰痿精怯强力入房因而有子稟胎病不能治惟灸等實一穴等實穴在小腿後面䐐上

狐疝　狀如仰瓦臥則入小腹內囊中立則出小腹入囊中晝出夜入與狐同寒濕襲陰睾凡受病或左或右大小不同或上或下出没無時

金匱云陰狐疝者偏有大小時時上下蜘蛛散主之蜘蛛拾四個去頭足肉桂半

㿗疝即癩也　陰囊大如升斗不痒不痛是也即小腸氣也得之地氣卑溼女子陰户凸出亦是此類宜馬蘭花不可補燥宜苦堅之上溼之

木腎　脹大作痛頑痹結硬溫通主之

陰囊偏墜　陰卵一邊腫大右謂卵癀金鈴子散

陰囊濕痒　謂之腎臟風入之精血不足内爲嗜慾所耗外爲風濕毒所束活血驅風散主之嚴氏云用食鹽半斤炒熱包熨痛處一方葱餅貫臍熱熨

奔豚疝氣　臍下有動氣名曰腎氣亦曰奔豚腎積也大抵真氣内虚水結不水氣與之搏即發丹溪理中去朮加肉桂

疝症虚甚上爲嘔吐下爲遺精危

御

證治明辨

證治明辨卷四

血症門

内經曰中焦受氣取汁變化而出是謂血　又曰血脱者色白夭然不澤　心主身之血脈　諸血者皆屬於心　肝藏血心生血脾統血

五氣篇曰鹹走血血病無多食鹹　氣與血兩相維附氣不得血則衰散而無統血不得氣則凝而不流

金匱曰煩欬者必吐血　夫吐血欬逆上氣其脈數而有熱不得卧者死　夫酒客欬者必吐血此因極飲過度所致也

亡血不可發其表　吐血不止者柏葉散主之　心氣不足吐血衄血瀉心湯主之

景岳曰治血症知血動之由惟火惟氣耳故察其火者但察有火無火耳察其氣者但察氣虛氣實耳知此四者而得其治血之法矣

繆仲醇有三訣宜行血而不宜止血血不循經絡者氣逆上壅也行血則血循經絡不止自止止之則血凝凝則發熱惡食病日日痼矣　宜養肝而不宜伐肝肝藏血吐則肝失其職養則肝氣平而血有所歸伐肝則肝虛而不能藏血血愈不止矣　宜降氣而不宜降火氣有餘便是火氣降則火降血隨氣行而降矣降火必用寒涼反傷胃氣胃氣傷則不能統血血愈不歸經矣

嘔血　有聲有血連連數杯其色或紫黑鮮紅此胃經血也胃

血出不即凝中雜水穀之氣也病飲因縱飲辛辣血從氣火而嘔斷飲忌口高枕坐臥清養胃經

吐血　有血無聲成盆成盞紫黑鮮紅此肝經之血也肝統諸經之血病因暴怒鬱結負重疾老鬥毆不宜於速止并不宜攻逐和絡化瘀

欬血　先見痰嗽後見血是痰火積熱先見血後見痰嗽是陰虛血在藏府有膈膜膈定其膜極脆凡有所傷則破故陽絡傷則血外溢陰絡傷則血內溢膜破則有瘀凝定則血來緩陰火冲破凝瘀血來如潮　傷中血膜則痰中見紅此肺燥火刺也　徐氏云吐血為虛勞病此大謬也止血則無病飲食如故精神生矣若血止咳嗽則胸中之氣无震蕩不寧肺為腎之母

母病及子也人肺為五藏之華蓋穀入於胃以傳於肺五藏六府皆以受氣清者為營濁者為衛是則藏府皆取精之肺肺病則不能輸精藏府欬血則枯竭矣故咳嗽為真勞不治之症也

咯血 不因欬而咯出也喉中有見絲見點或一二口或純紫黑黄此心包絡受傷隨氣逆火炎而咯或房勞傷腎或思慮傷脾脾不統血陰虛載血而上 滑伯仁謂此症最重清之和之

吐血 有三外因内因不内外因夫外因起見者如風淫津潤治以甘寒暑逼氣分滑石藕汁鮮荷梗秋燥傷肺純甘清燥内因者憂怒傷肝繆氏謂氣為血降氣柔肝而育陰勞苦心脾甘溫培補歸脾之類縱慾傷腎益補兩臟若精竭海空氣泛血湧者急固真元大補精血參地河車紫英杞味不内外因烟

辛酒熱傷及肺胃葦莖甘露茅根藕汁努力勞傷陽動血溢旋覆虎潛當歸建中取其
循經入絡墜墮之傷先宜導下後宜通補血瘀上泛
忌濇

吐血變症有三一則陰火引血上行而暴脫一則虛陽發露而發
熱一則火上逼而喘欬此終不救

血色如硃光亮如漆吐出即乾以指甲剔之成片如橘皮者而起
雖能食不倦後必暴脫而死此守藏之血不宜出血中如爛魚
腸此胃中脂膜為邪火所爍凝結而成　血色晦淡不鮮無
論上吐下失俱宜溫熱之劑如甘草炮姜甘溫切忌寒涼

吐粉紅色者是肺傷藕汁糯米紅棗三物湯頻頻服

直種云陰虛於下格陽於上則真陽失守血隨而溢以致大吐大

衄六脈細脫手足厥冷危在傾刻而血不止速用附桂熟地牛膝炙草以鎮其陰使孤陽有歸則血自安矣若嘔悪加黑姜脈微氣脫加人參如格陽喉痺上熱當以此冷服此症甚多不可不知

一又暴吐暴衄湯多致血脫危在頃刻者此其内傷敗極而然急用人參二兩末加飛麵少許調和徐徐服之或煎獨參湯此血脫益氣陽生陰長之法也格陽症多因色慾過度所致以致真陽失守於陰分則無根虛火浮于上多見上熱下寒面赤足冷六脈細微速宜引火歸原張錫三曰吐衄初起脈洪大犀角地黃湯乃陽明經藥而如無犀角升麻代之今人不知記於犀角解本心鈔一句不分虛實與四物同用若是實火因得其宜陰虛者寔有飛陽之禍

血症凡見喘滿欬嗽及左右腔膈間有隱隱脹痛者此病在肺也
若胸膈膻中之間覺有牽痛如縷如絲或懊憹嘈雜有不可名狀
者此病在心主包絡也
若胸腹膨膨不知飢飽食飲無味多涎沫者此病在脾也
若脇痛肋牽痛或躁擾喘急不寧往来寒熱此病在肝也
若氣短似喘聲啞不出骨蒸盜汗咽乾喉痛動氣冲冲者此病在
腎也
若大嘔大吐煩渴頭痛大熱不得卧者此病在胃也　於此而
而察其兼証則病有不知一臟者皆可參合以辨之也
其於治法凡肺病宜清降不宜升浮心病者宜養營不宜耗散脾

病者宜溫中不宜酸寒肝病者或宜疏利或宜甘緩不宜秋滯腎病者宜壯水宜滋陰不宜香燥尅伐胃病者或宜大瀉或宜大補當察其症虛實勿謂陽明証盡可攻也

吐血不止將本人血入磁器焙乾為末以參麥湯調服　或服童便亦良

暴吐血新止後單方用燕窩冰糖各四錢同煮服之連七日永不發

脉

內經曰脉實血實脉虛血虛此其常也反此者病　肺脉搏堅而長當病吐血　肝脉若搏因血在脇下令人喘逆腎脉耎散當病少血

寸口脈盛絃者血必上溢兩關盛者嘔吐不已　嘔血胸滿引

背脈小而疾是一逆也　最忌數芤喜微緩弱衄血身熱脈至而搏嘔血

胸滿引背脈小而疾者皆不治

脈右手虛大為脾胃之火左手虛大為肝膽之火寸口大尺微為

肺火尺中盛寸口大為腎虛陰火尺滑火尺而疾為血虛有疾

熱右堅者治在氣分震動胃絡所致左堅者肝腎陰傷

血虛發熱症產後經後一切失血後名有之治肌熱大渴目赤面紅其脈洪大而

虛重按全無血虛發熱症如白虎惟脈不長實是誤服白虎必死

當歸補血湯黃芪歸身湯主之已見虛火實火門內

衄血門

内經曰春善病鼽衄〔白屬肺為鼽紅屬胃為衄陰虛血者有之〕衄而不止脈大是逆也

金匱曰從春至夏衄者太陽從秋至冬衄者陽明〔少陽之脈不入鼻頞故不衄〕

衄家不可發汗　尺脈浮目精暈黃衄未止暈黃去目精慧了知衄今止

景岳曰鼻為肺竅不知鼻為手足之（陽明）正經而手足太陽亦皆至鼻故仲景曰太陽病脈浮緊發熱身無汗自衄者愈此太陽之衄也原病式曰陽熱怫鬱於足陽明上而上熱血忘行而衄此陽明之衄也成無已曰傷寒為邪氣不得發散壅盛於經逼迫於血因致衄也仲景用麻黃湯桂枝湯治衄者非治也即是發散

經中之邪氣耳。此論凡傷寒因衄而邪得解者。即所以代汗也。乃仲景正傷寒之治法。倘病由濕熱而有未宜於此者。

衄因外感者。其脈必浮大。衄因內傷者。其脈必沈弦。此症當戒酒色。清金化熱。壯水滋陰之治。

景岳書六有絡陽症一篇。衄不止者。以紙桑疊數層。一小方。冷水浸濕。貼眉心。兩太陽穴。熱即換。即止。又方。用蒜頭搗爛。作餅如錢大。厚一分。貼腳心。兩足心。貼治兩孔出。又方衄時。人乳滴鼻孔。頭仰上。隨滴隨嚥。下數杯即止。不發。

舌

衄口舌唇齒門六見舌上無故出血縷如者。以心脾腎之脈。皆及於舌。若此諸經有火。則皆能令舌出。用蒲黃炒焦為敷之。或炒槐花末摻之。或文蛤為末摻之。生脈散黃芪六一散主之

耳衄　已見耳門

眼衄　已見目門

齒血　血從齒縫中出者此手足陽明二經及足少陰腎家之病此腎之骨齒者骨之所終也手陽明入下齒中足陽明入上齒中痛者為胃火不痛者為腎火血多者為衄少者為牙宣此陽明有餘少陰不足宜玉女煎主之陽明實火盛者宜調胃承氣釜底抽薪之法也又云從板齒出為牙宣屬陽明齒動搖者屬少陰

肌衄　經云少陰所至為衄衊也喜傷心血從毛孔出當歸補血湯主之

九竅出血亡陰症　非中毒鮮即跌蹼或肝腎虛極五藏內崩不治若見血水即死參芪貼髮灰

傷寒少陰病强發汗九竅出血是名下厥

便血門

内經曰起居不節用力過度則絡脈傷陽絡傷則血外溢血外溢則衄血陰絡傷則血内溢血内溢則後血

金匱曰下血先便後血此遠血也黄土湯主之脾虚氣寒失其統御之權而血為之不守也脾去肛門遠故曰遠血

又曰下血先血後便此近血也赤豆當歸散主之由大腸傷於濕熱而血滲於下也大腸與肛門近故曰近血

經曰結陰便血一升再結二升三結三升地榆湯

腸風者邪氣外入隨感隨發所以色鮮明也以散風行血為主臟毒蘊積毒久所以色濁而暗也以清熱涼血為主大凡有火宜清之無火

者非心脾即肝腎之病宜補之

溺血門

内經曰胞移熱於大（膀）腸（胱）則癃溺血　悲哀太甚則絕（胞）絡絕絕（胞）絡絕則陽氣内動發則心下崩數溲血也

金匱曰熱在下焦則尿血

景岳曰此症從溺孔出有二也精竅（孔）出者一也　一溺孔之血其來近者出自膀胱其症溺時必孔道濇痛小水紅赤不利此多以酒色慾念致動下焦之火而然治宜清利　一溺孔之血其來遠者出自小腸其症則溺孔不痛血隨溺出或病引臍腹蓋小腸與心為表裏此丙火氣化之源所由分也故無論焦心勞力或厚味酒漿五志口腹之火凡從清道以降者必皆由小腸

以達膀胱也　精道之血必自精宮血海而出於命門從精竅出者即是血淋多因房勞以致陰虛火動禁血　病在小腸者必從溺出病在命門者必從精出凡小腹下精洩處覺有痠痛而出者即是命門之病而法與水道不同蓋水道之血宜利精道之血不宜利濇痛不通者亦宜利血滑不痛者不宜利也　人云澀痛者為血淋不通痛者為溺血痛為實不痛為虛醫通玉屏風膏治氣虛不能攝血為患血方用人參黃芪等分為末白菓上切片蜜炙蘸末食之

蓄血門

内經曰血氣者喜溫而惡寒寒則不能流溫則消而去之

金匱曰病人腹滿唇痿舌青口燥但欲漱水不欲嚥無寒熱脉微大遲腹不滿其人言我滿為有瘀血　病者如熱狀煩滿口乾燥而渴其脉反無熱此為陰伏是瘀血也當下之

蓄血症多發熱頗外感而不頭痛不作渴天明少間午後復劇汗多躋頸而還不食不便腹脹四肢不腫或當汗不汗不當汗而汗也傷寒有熱小便利而小腹仍急喜怒如狂屎黑身黄是上焦者胸中手不可近犀角地黄湯中焦者中脘手不可近桃仁承氣湯下焦病者小腹手不可近抵當湯下瘀血湯及代抵當湯

虛勞門

内經曰下虛則厥上虛則眩　曰形肉已奪是一奪也大奪血之後是二奪也大汗出之後是三奪也大泄之後是四奪也新產及大血之後是五奪也此皆不可寫　脈細皮寒氣少泄利前後飲食不入此為五虛　内奪而厥則為瘖痱此腎虛也　久視傷血久卧傷氣久坐傷肉久立傷骨久行傷筋是謂五勞所傷

金匱曰夫平人男子脈大為勞脈極虛亦為勞 陽氣者煩勞則張故脈大勞則氣耗故脈極虛 男子面色薄主渴及亡血卒喘悸脈浮者裏虛也 渴者熱傷陰氣亡血者不華於色卒者猝然見此病也氣虛則喘血虛則悸脈浮為裏虛以勞則真陰失守孤陽無根氣散於外而精奪於內也

男子脉虚沉弦無寒熱短氣裏急小便不利面色白時目瞑兼衄少腹滿此為勞使之然

勞之為病其脉浮大手足煩春夏劇秋冬差陰寒精自出痠削不能行

男子脉浮弱而濇為無子精氣清冷脉虚沉弦者分而偶陽也故為短氣裏急為小便不利少腹滿為面色白而其極則并偶其陰而目瞑兼衄目瞑目不明也脉浮者勞而偶陰也故為手足煩為痠削不能行為春夏劇而秋冬差而其劇〔極〕則并偶其陽而陰寒精自出此陰陽互根自然之道也若脉浮弱而濇則精氣交虧而清冷不溫此得之天稟薄弱故當無子

夫失精家少腹弦急陰頭寒目眩髮落脉極虛芤遲為清穀亡血失精脉得諸芤動微緊男子失精女子夢交桂枝龍骨牡蠣湯主之脉極虛芤遲者精失而虛及其氣也故少腹弦急陰頭寒而目眩脉得諸芤動微緊者陰陽並乖而傷及其神與精

也。故男子夫精，女子夢交。沈氏所謂勞傷心氣，火行不斂，則為心腎不交，陽從於上，精孤於下，火不攝水，不交自洩，故病失精。徐氏曰：桂枝湯外症得之能解肌去邪氣，內症得之能補虛調陰陽。加龍牡者，以失精夢交為神精間病。

男子平人，脈虛弱細微者，喜盜汗也。人年五六十，其病脈大者，痹俠背行，若腸鳴、馬刀俠癭者，皆為勞得之。脈沉小遲，名脫氣，其人疾行則喘喝，手足逆寒，腹滿，甚則溏洩，食不消化也。脈弦而大，弦則為減，大則為芤，減則為寒，芤則為虛，虛寒相搏，此名為革，婦人則半產漏下，男子則亡血失精。平人不病之人也脈虛弱細微，則陰陽俱不足矣。陽不足者不能固，陰不足者不能守，是其人必善盜汗。人年五六十，精氣衰矣，而病脈反大者，是其人當有風也。痹俠背行，痹之挾脊者，由陽氣不足而邪氣從之也。若腸鳴、馬刀俠癭者，陽氣以勞而外張，火熱以勞而為熱。陽外張則寒動於中而為腸鳴，火上陽熱則與痰相搏而為馬刀俠癭。徐氏曰：癭生於乳腋下曰馬刀，又生頸兩旁者為挾

癭俠者挾也馬刀蝸蛤之屬癧形似之故名馬刀癭一纓發於結纓之處二癧一在頸一在腋下常相聯絡故俗名癧串

脈沉小遲皆陰象也三者並見陰盛而陽乃亡矣故名脫氣其人疾行則喘喝者氣脫而不固也由是外無氣而手足逆冷胃無氣而腹滿脾無氣而溏泄食不化皆陽微氣脫之症也

脈弦者陽不足故為減為寒脈大者陰不足故為芤為虛陰陽並虛外強中乾此名為革婦人半產漏下男子亡血失精是皆失其產乳生育之常矣故名曰革

虛勞裏急悸衄腹中痛夢失精四肢痠疼手足煩熱咽乾口燥小建中湯主之此和陰陽調營衛之法也建中者中為脾胃也中氣立則營衛流行而不失其和矣

虛勞裏急諸不足黃芪建中湯主之裏急者裏虛脈急腹中當引痛也黃芪建中即小建中加黃芪

虛勞腰痛少腹拘急小便不利者八味腎氣丸主之虛勞之人少損傷少陰腎經者多

虚勞諸不足風氣百疾薯蕷丸主之（此虚勞症有挾風者）

虚勞虚煩不得眠酸棗仁湯主之（肝氣不營則魂不藏，酸棗仁補肝斂氣）

五勞虚極羸瘦腹滿不能飲食傷憂傷飲傷房室傷飢傷勞傷經絡營衛氣傷內有乾血肌膚甲錯兩目黯黑緩中補虚大黄䗪虫丸主之（虚勞有挾外邪有挾瘀者內有乾血者是也）

巢氏病源曰夫虚勞者五勞七傷六極是也（五勞志思心憂瘦）一曰志勞二曰思勞三曰心勞四曰憂勞五曰瘦勞

又曰五勞者（心肝脾肺腎）

心勞者忽忽喜忘大便苦難或時鴨溏口內生瘡

肝勞者面目乾黑口苦精神不守恐畏不能獨卧目視不明

脾勞者舌本直不嚥唾

肺勞者短氣而面浮鼻不聞香臭

腎勞者背難以俯仰小便不利色赤黃而有餘瀝莖內痛陰囊濕生瘡小腹滿急內經之言虛勞惟是氣血兩端矣巢氏病源始分五勞七傷六極本事方分傳屍鬼疰至於有九十九種刪繁論曰凡肝勞病者補心氣以益之心王則感於肝矣心勞病者補脾氣以益之脾王則感於心矣脾勞病者補肺氣以益之肺王則感於脾矣是以聖人春夏養陽秋冬養陰以順其根矣肝心為陽脾肺腎為陰逆其根則伐其本陰陽四時者萬物之始終矣肺勞為病者補腎氣以益之腎王則感於肺矣腎勞病者補肝氣以益之肝王則感於腎矣

七傷者形志心肝脾肺腎一曰大飽傷脾脾傷善噫欲臥而黃二曰大怒傷肝肝傷少氣目闇三曰強力舉重久坐濕地傷腎腎傷少

精腰背痛厥逆下冷四曰形寒寒飲傷肺肺傷少氣咳嗽鼻乾五曰憂愁思慮傷心心傷苦驚喜忘善怒六曰風雨寒暑傷形形傷髮膚枯夭七曰大恐懼不節傷志志傷恍惚不樂

人曰七傷者一曰陰寒二曰陰痿三曰裏急四曰精寒五曰精少陰下濕六曰精清七曰小便苦數臨事不舉

六極者氣血筋骨肌精一曰氣極令人內虛五臟不足邪氣多正氣少不欲言二曰血極令人無顏色眉髮落忽忽喜妄三曰筋極令人數轉筋十指爪甲皆痛苦倦不能久立四曰骨極令人痠削齒苦痛手足煩疼不可以立不欲行動五曰肌極令人羸瘦無潤澤飲食不生肌肉六曰精極令人少氣噏噏然內虛五藏氣不

足髮毛落悲傷喜忘又云六極者盡力謀慮勞傷乎肝應乎筋極曲運神機勞傷乎心應乎脈極意外過慮勞傷乎脾應乎內極預事而憂勞傷乎肺應乎氣極矜持志節勞傷乎腎應乎骨極此因五勞應乎五極也精極者五藏六府之氣皆衰形體皆極眼目無明齒焦髮落體重耳聾行履不正邪氣通於六府厥於五藏故成精極

肺虛　肺經元氣為憂愁抑鬱所傷而衛氣不密腠理不固時有畏風怯寒之狀不欬而咽悶淫淫欲欬而白無神魄汗不收體倦而懶言語自怯肺氣虛謂之陽虛也六脈微弱不數無力以參芪溫補衛氣為主　如至申酉兩顴見紅陰虛於下通陽於上仲景曰面赤戴陽下虛故也唇紅頻欬口乾不畏風而畏熱痰中見紅夢大精二便結六脈數而不清肺經血少謂之陰虛也清滋宗營二氣

脾虛

脾經元氣虛者多思傷脾勞倦亦傷脾飢飽亦傷脾。脾虛胃弱中宮元氣不和肢體困倦飲食日減肌肉消瘦而解㑊中滿飧泄喜熱而惡寒嗜臥而不安六脈微弱而緩此氣營兩虧謂之陽虛也以溫補為先　如便結嘈雜中消多食名曰食㑊六脈數滑無力此脾經之陰虛也肉血虛內熱以清補為。主

腎虛

腎臟有二左為腎屬水水不足為腎陰虛右為命門屬。大火不足為陽腎虛

傳尸勞

俞氏曰男子自腎傳心心而肺肺而肝肝而脾　女子。自心傳肺肺而肝肝而脾脾而腎五藏復傳六腑而死矣其實。

不離乎心陽腎陰也若明陰陽用藥可以起死回生

蘇註遊論曰傳尸之候先從腎起初受之兩脛痠疼腰背拘急行立腳弱飲食減少兩耳颼颼直似風聲夜臥遺泄陰汗痿弱腎既受訖次傳於心心初受氣夜臥心驚或多恐怖心懸懸氣吸吸欲盡夢見先亡有時盜汗飲食無味口內生瘡心氣煩熱惟欲眠臥朝輕夜重兩頰口唇悉皆紋赤如胭脂有時手足五心煩熱心受已次傳於肺肺初受氣咳嗽上氣喘臥益甚鼻口乾燥不聞香臭如或忽聞惟覺朽腐有時惡心欲吐肌膚枯燥時復疼痛或似蟲行乾皮細起狀如麩片肺既受已次傳於肝肝初受氣兩目恍惚面無血色常欲顰眉視不能遠目常乾澀人

時亦痛或便睛黄常欲合眼及時睡卧不看肝既受已次傳於脾脾初受氣兩脇虚脹食不消化人時瀉利水穀生虫有時肚痛腹脹雷鳴唇口焦乾或生瘡脏毛髮乾聳無有光潤或時上氣撐肩喘息利亦黑汁見此證者乃不治也

紫定方云傳尸伏尸皆有虫須用乳香薰病人之手乃仰手掌以帛覆其上薰良久手背上出毛長寸許白而黄者可治紅者稍難青黑者即死若薰良久無毛者即非此證屬尋常虚勞證

又法燒安息香令烟出病人吸之嗽不止乃傳尸也不嗽非傳尸也

勞瘵　王節齋曰人若色慾過度傷損精血必生陰虚火動之病

睡中盜汗午後發熱咯咯欬嗽倦怠無力飲食少進甚則痰涎泄血或欬血或吐血或衄血身熱脈沉數肌肉消瘦此名勞瘵最為難治輕者用藥數十服重者期以歲年然必須病人惜命堅心定志絕房室息忘想戒惱怒節飲食以自培其根此謂內外交治庶可保全

廣成子曰無勞汝形無搖汝精乃可長生

褚氏遺書云男子精未滿而御女以通其精則五體五藏有不滿之處異日有難狀之疾正此之謂也勞瘵之症丹溪以四物加知柏主治

景岳辨爪論　凡勞損之病本屬陰虛陰虛必血少而指爪為精血之餘故於診候之際但見其指乾黃覺有枯槁之色則其

髮膚營氣具在吾目中矣此於脈色之外便可知其虛損之候而損之微甚亦可因之以辨也

秦越人難經曰治損之法損其肺者益其氣損其心者調其營衛損其脾者調其飲食適其寒温損其肝者緩其中損其腎者益其精此治損之法也

孫思邈云補脾不如補腎　許學士云補腎不如補脾兩先生深知二臟為生人之根本

李士材謂獨舉脾腎者水為萬物之元土為萬物之母虛勞之證補脾保肺法當兼行然脾喜温燥肺喜涼潤保肺則礙脾補脾則礙肺惟燥熱痛甚能食不瀉者潤肺當急補脾亦不可少令

少瀉多雖喘嗽不寧以補脾為急清潤之品宜戒脾有生肺之能肺無扶脾之力故補脾之藥要於補肺也

深秋伏邪復感秋燥則咳嗽往來寒熱纏綿經久有似虛勞最易誤治以致成怯者

似損非損之辨

張介賓曰凡似損非損之症惟外感寒邪者乃有之蓋以外邪初感不為解散而誤作內傷或用清涼或用消導以致寒邪鬱伏久留不散而為寒熱往來或為潮熱咳嗽其症全似勞損若用治損之法以治此症則滋陰等劑愈以留邪熱蒸既久非損成損矣余嘗治愈數人者皆其症也欲辨此者但當辨察表裏而審之其致病之由蓋虛損之症必有所因而外

感之邪具来則驟若或身有疼痛而微汗則熱退無汗則復熱或見大聲咳嗽脈雖弦緊而不甚數或見無和緩等症則雖病至一二月而邪有不解病終不退者本非勞損毋誤治也

何伯齋曰虛損之症皆下寒上熱蓋所謂水火不交者也其重感於寒者則下焦作痛不感寒者則不痛至於上焦燥熱則一也上焦方苦煩熱得寒凉之藥暫快遂以藥為功故喜服之不知寒凉藥不久下注則下元愈寒火熱為寒所逼上行則上焦復熱愈甚展轉反復遂至沉錮而不可救是以寒凉補陰非徒無益而且有損蓋陰受其害而不知也治之補以寒凉佐以温熱補三佐二空心凉服所謂熱因寒用者也久則精生熱退而病愈

矣虛損之微者真火尚存服寒凉猶可虛損之甚者真火已虧藥以寒凉豈能使之化為精血以補其虛乎

虛損危候　景岳曰凡虛損既成不補將何以復而有不能服人參熟地及諸補藥者此為虛不受補何以望生若勞損吐血失血之後嗽不能止而痰多甚者此以脾肺虛極飲食無能化血而隨食成痰此雖非血而實血之類也經曰白血出者死故凡痰之最多最濁者不可治

一左右者陰陽之道路其有不得左右眠而認邊難轉者此其陰陽之氣有所偏竭而然多不可治　左側不能卧者為肝傷若積力未衰者可治右邊不能卧者為肺損無問新久皆不可治

一凡病虛損者原無外邪所以病雖至困終不憒亂其患虛症別

無外邪熱而譫妄失論者此心臟之敗神去之兆也必死

一勞損咳嗽音啞不能出或喘急氣促者此肺藏之敗也必死

一勞損肌肉脫盡者此脾藏之敗也必死

一筋爲疲極之本凡病虛損者多有筋骨疼痛若痛有至極不可忍者乃血竭不能勞極筋此肝臟之敗也必死

一勞損既久再及大便洩瀉不能禁止者此腎臟之敗也必死

梁仁甫曰病瘦火者或吐血衂血喉疼身熱潮黃皆熱症庸醫妄投苦寒瀉火之劑以傷脾胃以致食少肌瘦洩瀉不救誤服童便藥好余以禁服爲損胃多矣治火病以理脾胃爲主此真訣也

論脈急數細滑長短浮弱弦緊洪寔而甚俱者皆勞傷之脈無論浮沉大小但漸緩則漸有生意若弦甚者病必甚數甚者病必

危若以弦細而再加緊數則百無一生矣

金匱曰脈芤芤者為血虛沉遲而小者為脫氣　大而無力為陽虛數而無力為陰虛　脈大而芤者為脫血　平人脈大為勞脈虛亦為勞　脈微細者盜汗　寸弱而軟為上虛　尺弱軟澁為下虛　尺軟滑疾為血虛　兩關沉細為胃虛

遺精門

内經曰腎藏精腎者主蟄封藏之本精之處也

仲景曰失精家少腹弦急陰頭寒目眩髮落脉極虚芤遲爲清穀亡血失精男子失精女子夢交桂枝龍骨牡蠣湯主之

蓋精之藏在腎而精之主宰則在心精之蓄泄無非聽命於心故古人一有夢治心清心無夢治腎固腎有溼熱則治小腸膀胱分利

因小便出曰尿精此心腎氣虚不能管攝

因見聞而出曰漏精初因君火久則相火甚則夜夜連連滑流宜坎離丸黄連清心飲

有夢而洩曰夢遺丹溪曰夢遺專主熱全屬心腎不交不可作虚

冷治夢與鬼交專主乎熱童年陽盛情動於中志有不遂夢遺慎不可補清心乃安朝服清心蓮子飲夜服定志丸

英全善網目云一壯年夢遺白濁與濇藥反盛知鬱滯所致改用導赤散得效或用沉香和中丸

無夢者爲滑精有因勞倦即遺此筋力有不勝肝脾之氣弱也有因用心過度此中氣不足心脾之虛陷也有因濕熱下注相火妄動而遺者此脾腎之火不清也有素稟不足而精易滑者此先天元氣之單薄也有壯年氣盛久節房慾而遺者此滿而溢者也夢遺相火之旺爲患無夢爲精滑心腎之傷居多人云夢遺必在黎明陽氣發動之時其爲陰虛陽擾可知矣

脈

兩尺不靜細滑而散六脈滑散虛數無力當脈爲精虛枯竭

淋濁門

經云諸轉反戾水液渾濁皆屬於熱　思想無窮所願不得意淫於外入房太甚宗筋弛縱發為筋痿及為白淫　胞移熱於膀胱則癃溺血　蓋溺有二赤白　淋有二血氣砂膏勞也

精濁亦而屬血便屬溺白而屬氣濁在清竅淋在溺竅張氏璐云銀銀古世人謂濁精殊不知專除敗濁也

金匱曰淋之為病小便粟狀小腹弦急痛引臍中如粟狀石淋也乃膀胱火熱煉灼水液結渾猶海水煎成鹹也痛引臍中病在腎與膀胱也巢氏云淋病腎虛膀胱熱也　淋家不可發汗發汗則便血濁屬心腎淋屬肝胆淋家熱結在下而反發汗熱氣乘心之虛而內擾其陰必便血

白濁病在氣分所觧如米泔渾濁梗梗而痛者火盛氣閉也

不痛者火盛而氣不閉也此肥甘酒食濕熱內生由精濁其在心腎由溺而濁者在膀胱肝脾實熱者當清心腎虛者當求脾腎舉之固之

赤濁　病在血分而溺渾濁色紅礙阻不通此濕熱內生虛者從腎肝調之實者從心與小腸瀉之

血淋　經云陰絡傷則血內溢仲景云熱在下焦則尿血亦令淋閉不通病在血分房勞內傷衝脈者有鬱怒傷損經絡者其血滲於膀胱由小便而出或暗滲下解時急而不通日久日虛其血易滲滲與膀胱結塊解時其尿易出其血成塊脹塞溺竅不升不降痛若萬狀如不善調則死者極多以升清補血非調

治一年不愈血淋有一味汝仁根搗汁服之

尿血　痛者為淋，不痛者為尿血。虛者居多，有火亦能作痛。清之不愈，專究乎虛：上主心脾，下主肝腎，久主八脈。惟婦人之血淋，多由衝任經脈之病，大與男子不同。婦人門另有正條

氣淋　在氣分也。小便濇，常有餘瀝，閉塞梗痛。腎氣而三焦不能決瀆，肺氣虛而膀胱不能施化。忌用分利通淋之藥，以希升清補益。補腎補肺

砂淋即石淋　莖痛，溺如砂石不通。此精枯水竭，濕火亢盛，以清補通淋之藥。鬱怒傷肝者居多

膏淋　溺如膿如漿，不時淋瀝。心腎兩虛火盛，宜壯水滋陰清

心瀉火

勞淋　煩勞思慮勞倦即發痛引氣衝以養神益志升清補益

癃閉門

經曰膀胱不利為癃　胞移熱於膀胱則癃　足少陰之別名曰大鍾實則閉癃虛則腰痛飲食入胃游溢精氣上輸於脾脾氣散精上歸於肺通調水道下輸膀胱何閉之有

一大小便俱不通者必先通大便而小便自通又醫通云先通小便大便自通

一久久附桂之偏以致水虧陽亢而小便不通者宜壯水化陰煎主之

一服分利既多而小便愈不通者必下竭之症察其水虧須大補真陰

一膀胱無水有因洩瀉水歸大腸小水不通者此當但治瀉瀉止而

水自利也

一有因大汗多汗氣從汗洩而小水不利此當調其營衛表氣收而小便自利也俞氏曰凡禽畜之類有肺者則有尿無肺者則無尿故水道不利而成腫滿者以清肺為急

一有虛勞亡血失精水隨液去五內枯燥而不利者此當調補真陰血氣能充而利也

一姙婦每有小便不利者此以胎氣陷溺孔被壓而然多以氣虛不能舉胎所致八珍丸補中益氣湯若臨盆之際胎壓膀胱而小便不通者宜以手指托起其胎則小水自出

河間主熱

仲景禁發汗

徐東皐清之不愈主氣虛下陷宜升之

薛立齋為肺虛熱

李東垣當分在氣在血治之以渴與不渴為辨如渴而小便不利熱在上焦氣分肺金主之宜淡滲之八正虎珀苓澤通草瀉其水以滋水之上源也　不渴而小便不利者熱在下焦血分腎與膀胱主之宜氣味陰藥滋腎丸知栢肉桂除其熱洩其閉也不應併中焦有熱也加連栢甘草等分

葉氏云有厥陰內患其症最急少腹遶前陰如刺小溲點滴難通環陰之脈絡皆痹引米南陽法猳鼠糞湯韭參李瀕湖意虎杖散用滑利通陽辛鹹洩急佐以循經入絡之品

丹溪以吐法通小便，譬如滴水之器，上竅通而下竅亦通。然升提止可施於滑澀不通者，若溺短淋漓非宜。

醫通云：陰虛血熱人渴而小便不通，或淋漓澀，切忌五苓燥劑，宜導赤散。

氣分熱渴小便秘，或黄澀者，黄芩清肺湯。　血分熱不渴而閉者，滋腎丸主之。

右寸獨數大，小便點滴而下者，此金燥不能生水，氣化不及州都，生脈去五味，易大劑紫苑，可一服而愈。

張玉路云：小便不通，少腹痛悶難忍，如覆碗者為實。氣壅於下者，四磨飲、六磨飲；血壅於下者，代抵當丸。亦分在氣在血也。

癃閉外用射香葱餅貼臍中熱熨

熱閉用田螺入射香水片搗入臍中下關元穴單方用舊竿頭燒灰白湯下其性微寒主小便不通莖梗亦主離床

治大小便不通極危困者立效方用韭菜地上蚯蚓糞搗和清水澄去脚飲清者立通

景岳方治小便不通急危急之甚諸藥不效者速尋白菊花根打爛用生白酒冲和溫服神效一方用皂角葱頭王不留行各數兩煎湯一盆令病者坐其中熏即通　千金治小便不通用萵苣笋一味搗打爛作餅貼當臍

秘結門

内經曰北方黑色入通於腎開竅於二陰腎枯燥急食辛以潤之腎司二便當歸蓯蓉之類内經專責少陰一經矣

金匱曰趺陽脈浮而濇浮則胃氣強濇則小便數浮濇相搏大便則堅其脾為約麻仁丸主之

仲景曰脈浮而數能食不大便此為實名曰陽結期十七日當劇脈沉而遲不能食身體重大便反硬名曰陰結期十四日當劇

喻氏曰上燥治肺紫苑杏仁之類下燥治肝鮮首烏蓯蓉栢杞子仁栢子仁當歸牛膝之類

實秘熱秘者即陽結也冷閉虛閉即陰結也陽結者宜攻宜瀉陰

結者宜滋宜補此條在喻氏上

洄溪云便秘症總以腸中血枯而有伏火　方書之有五秘風寒濕熱氣也東垣又有熱燥風燥陽結陰結之說葉氏治腸痹每用開肺經藥人有血枯腸燥須滋養營治之此為下燥治肝大忌硝黃攻逐

一凡傷寒雜症有大便不通者但察其胸腹無脹實症其中本無實邪即雖十日二十日不解亦無妨切不可強為疏導蓋其胃口未開飲食未進則全賴中氣以為捍禦之本但俟邪氣漸退胃氣漸和則自通無足慮也若腸本無滯強為通利以洩胃氣遂至不勝客邪因而隕者有之此其受害於冥冥之中而人多不知也識之慎之

一大便本無燥急，但連日或旬日欲解未解，或解止些而不能通暢，及其既解仍無乾硬。凡此皆非火症，總由七情勞倦色慾傷陽，内虧不能化行，六陰結也。當察脾腎治之。在脾者宜治中焦理中歸脾補中益氣，在腎者宜治下焦右歸飲大補元六味地黄丸。

虛秘　凡屬老人虛人陰臟及産後病後多汗後小水過多，或亡血失血瀉血後多有病為燥結者，此非氣血之虧即精液之耗，慎不可用硝黄下之。蓋此證有二：一以陽虛，一以陰虛。凡下焦陽虛則陽氣不行，而不能傳送而陰凝於下，此陽虛而陰結也老人陽衰宜半硫丸脾陽不行玉壺丹。下焦陰虛則精血枯燥而腸臟枯槁，此陰虛而陰結也，宜益血潤腸仲景治婦人臟燥悲哭甘麦大棗湯。

風秘

風勝則蹂躪必由火熱則生風即陽結也潤腸丸

濕秘

濕之不化由氣之不行氣之不行即虛秘也亦陰結也

總之有火便是陽結無火便是陰結耳大便久秘及更衣則文源此何以故蓋熱在腸胃之外故秘濕在腸胃之中故瀉宜東垣勝濕湯多加苓連少加乃苓并二妙丸香連丸之類

熱秘

脈數口乾口瘡欲冷火府秘結宜更衣丸三承氣湯四順丸

又有病後導之不通蓋因燥糞未嘗不至肛門奈肛門如錢大燥糞如拳大縱使竭力努爭而終不肯出下既不得出則上不能食而告危矣先以膽汁密煎導之俟糞既之至肛門令病者親手以中指蘸油探入肛門將燥糞漸漸挖作而中指須要有指甲若為妙竟有大便挖作日條挖而出者此法醮陽故人吧枕四五十人矣若患此者均句嫌擯而棄之將被插次入者管稠泥中一利之後洗淨則不見矣

熱結豬胆一個用銅管如葦管式插入胆中以綿紮緊然後以一頭插入肛以綿解之頭閉其胆汁竟注下矣

冷秘　脈河遲喜熱老人陽衰半硫丸主之

氣秘　氣實者陽結也氣虛者陰結也降氣湯

交腸門

金匱翼書云冷熱不調陽陰不順氣亂於下也

婦人小便中出大便名曰交腸五苓散主之如不愈用蝶舊頭燒

灰酒調下

一婦人病愈後小便出屎此陰陽失於傳送名爲大小腸交也先

服五苓散二劑又服補中益氣湯而愈

截腸門

截腸病出於夏子益奇疾書大腸頭忽出寸許痛苦難忍乾出退落又出又落此名截腸病令以臀坐浸於麻油内再日麻子汁數盞再出再落則不可救矣

狂癲癇門

難經曰重陽者狂重陰者癲　張子和曰屈無所伸怒無所泄肝膽火炎入心一也有思慮傷脾心血日涸脾液不行以致痰迷心竅二也　丹溪大法行痰　東垣安神平肝　陳無擇爲臟氣驚鬱痰閉塞　景岳狂者主火癲者主痰

千金方主風驚食三癇

狂

內經曰血并於陰氣并於陽故爲驚狂　足陽明之脈病甚則棄衣而走登高而歌甚致不食數日踰垣上屋所上之處皆非其素所能也曰四肢者諸陽之本也陽盛則四肢實實則能登高也然熱盛於身故棄衣欲走也陽盛則妄言詈罵

不避親踈而不欲食故妄走也

有病怒狂者生於陽也陽氣者因暴折而難決故善怒也病名陽厥陽明常動巨陽少陽不動不動而大疾此其候也奪其食即已使之服生鉄落飲（大生落鉄飲）下氣疾也

狂怒者先自悲也善忘若怒善恐者得之憂飢治之取手太陽（陰）明血變而止取足太陰陽明

狂始生少卧不飢自高賢也自辨智也自尊貴也善罵詈也日夜不休取之手陽明太陽太陰太陽狂言善驚好笑歌樂妄行得之大怒取之手陽明太陽太陰狂者多食善見鬼神笑不發外者得之有所大喜治之取足太陰太陽陽明後取手太陰太陽陽明

癲

内經曰脈搏大滑久自已脈小堅急死不治癲疾之脈虛實何如虛則可治實則死

人生而有病癲疾者何曰名為胎病此得之在母腹中時其母有所大驚氣上而不下精氣并居故令子發為癲疾也

此症始生不樂煩心鬱痰鼓塞心胞神不守舍俗名痰迷心竅始起神情恍惚語言有頭無尾穢潔不知或歌笑悲泣如醉如狂妄神豁痰主之

癇

癇症内經未詳巢氏立五癇之說陰陽風濕馬也後人因其聲似馬牛羊鷄猪五癇名與卒中痓病相似但癇病發時昏不知人卒然眩仆倒地甚則抽搐目竄口喎或口作六畜聲將醒時吐

涎沫後日復發有間數月日發者有日有三五發者若中風中暑中寒則仆時無聲醒後無涎沫後不再發也剛痓柔痓六療發然身强直角弓反張不似癇之身軟或爲六畜聲也此癇症之發由腎中龍火上升而肝家雷火相從惟肝風欺搐則遍身之脂液逼迫而上隨逆氣吐出於口也石頑爲癲癇症生於鬱悶之人以補腎爲本豁痰爲標有專服四七湯而愈者蓋鬱氣痰閉神識也　凡過日瞪者多不治

脈

浮數洪爲風癇細弦緩爲虚癇浮爲陽癇沉爲陰癇虚弦爲驚沉數爲實熱沉實弦急者不治

癘風門

内經曰脉風成為癘（癘者癩也）俗名大麻風非外感之風即天地之殺癘之氣也陰霾欝毒之邪如人露宿冒行元虧邪即侵之毒氣由鼻而入陽明故上先受病鼻塞氣粗眉痒而毛損兩顴紅痒皮粗毛脱漸漸毒氣溪注於血脉之中熱血凝滯生虫侵蝕上下臟腑難以救藥

千金云自作不仁極悪業也所以難治　孫真人云百無一治

薛立齋云皮死麻木肉死針刺不痛血死潰爛筋死指脱骨死鼻柱壞（薛氏有癘瘍机要論）

張子和謂一汗抵千針發汗即出血出血即發汗（二者一律）治法清熱

解毒凉血益血　丹溪治丘人，惟一婦人貧甚，無物可吃，止洗方用百部皮硝肥皂方

蟲門

脾脈浮滑為蟲經天

夫蟲之為病，方書曰由濕熱而飲食不節，終是藏氣之弱耳。生令生蟲為最

本事方云：心蟲曰蛔，脾蟲曰寸白，腎蟲曰寸截絲縷，肝蟲曰如爛杏，肺蟲如蚕。

丹溪曰：上半月蟲頭向上易治，下半月蟲頭向下難治。先以肉汁糖蜜引蟲頭向上，然後用藥打出

巢氏謂腹痛其脈當沉濇，令反大者，蟲也。

金匱曰：腹痛有蟲，其脈何以別之？曰：腹中痛，其脈當沉若弦，反洪大，故有蛔蟲。

蛔蟲之為病，令人吐沫，心痛發作有時，毒藥不止者，甘草粉蜜湯主之。

蛔厥者，當吐蛔，令病者靜而復時煩

此為臟寒蚘上入其膈故煩須臾復止得食而嘔又煩者蚘聞食臭出其人當自吐蚘蚘厥者烏梅丸主之

千金方有曰蟲有九長食内白胃膈赤蟯肺　一曰長蟲即伏虫長四寸犀虫之長貫眾天冬治　二曰食蟲即蚘虫也長尺許生多貫心殺人蕪荑青黛治　三曰寸白子母相生居腸胃中滋熱乃生錫箔灰蕪荑檳榔治之　四曰肉蟲狀如爛杏令人煩滿貫眾蕪荑治之　五曰肺蟲狀如蚕居肺葉之内蝕人肺系令人咳血而成瘵疾聲嘶獺爪為末酒調服　六曰胃虫狀如蝦蟆令人胃逆嘔噦愛吃泥炭生米茶鹽椒姜等物狠殺之　七曰弱虫即膈虫狀如瓜瓣令人吐化虫凡加姜蚕治之　八曰赤虫令人腸鳴漩狀如生肉[illegible]　九曰蟯虫狀如菜虫形如微細居廣腸即大腸之間多則為痔劇則賊

蛔蟲　蚘厥靜而復時煩嘔吐為藏寒烏梅丸主之

應聲蟲　腹中有物作聲隨人言語有人患此醫者教讀本草至雷丸則無聲遂服數丸而癒有一人讀至藍則無聲板藍根汁服之而愈

外臺治心痛如蟲嚙欲死者地黃汁和麵作冷淘服蟲即出不出再服必出便差　生地同麵食殺蟲

狐惑蟲　見傷寒門

三尸蟲　中黃經曰一者居腦中上蟲　二者居明堂中蟲　三者居腸胃下蟲　名曰彭琚彭質彭矯惡人進道喜人喪忘上田乃元神所居之宮惟人不能開此關被尸蟲居之故生死輪迴無

有了期若能握元神棲於本宮則尸虫自滅真息自定所謂一竅開而萬竅齊開大關通而百骸盡通則天真降靈不神之神所以神也

勞瘵虫　又名傳尸病人死後傳復一人與前人相似故曰傳尸有屋傳服傳食傳之異甚至滅門是也瘵虫之形或似蜣螂或似紅絲馬尾或似蝦蟆狀或似爛麵或有頭無足或有足無頭或化精血歸於元陽之內種種形狀實難辨之若傳至一二人則如人如鬼之形先以安息香令煙出病人吸之不嗽非傳尸也若煙入欬者乃傳尸也服太乙明目丹　或入山林或居靜室節食斷慾若不禁忌服葯無效惟陰德可以斷人之患

消渴蟲　痔瘻有虫　諸瘡有虫　齒痛有虫

血鱉　相似團魚或炙食牛羊或咲莧鱉而成

噎膈有蟲　廣行五記有僧噎病數年臨死遺言令破其喉視之得一物似魚而有兩頭遍身悉是肉鱗置鉢中跳躍不已以諸味投鉢悉化為水時寺中刈藍作靛取少許置鉢中即畏避須臾虫化為水後人以靛治噎

下身毛中生八足虫　穢汚濕熱生白果搽之虫即死

風出怪病飲鹽醋湯夏子益奇疾者或加白礬少許

驚悸門

經云驚則氣亂　驚則心無所依神無所歸慮無所定故氣亂矣心

心痹者脈不通煩則心下鼓　鼓者跳動如擊動也

二陽一陰發病主驚駭背病

金匱云寸口脈動而弱動則為驚弱則為悸　驚者心卒然不安靜也悸者心跳動也

丹溪曰驚則神出於舍舍空得液痰涎永繫於胞絡之間

李士材曰或熱鬱生痰或氣鬱生痰

三因主心胆病而肝脾胃六皆有之

本事方為魂夢飛揚驚悸多魘通夕不寐先用獨活湯後用珍知

珠母。凡蓋因肝藏本虚，二風内襲，所以魂游無定。

悸

經曰：心痹者，脉不通，煩則心下鼓。閉而不通，病熱鬱而為涎，涎成則煩，心下鼓動，鼓者跳動如擊鼓也。五痹湯加茯神、遠知、棗仁。

仲景傷寒論曰：飲水多，心下悸，水停心下，甚者則悸，微者短氣。半夏茯苓湯。心為火而惡水，水停心下，築築然跳動不能自安。丹溪責之虚與痰。辰砂遠志丸。有飲者控涎丹。

李士材曰：總不外乎心傷而火動，火鬱而生涎也。

悸雖有氣虚者、有血虚者、有火者、有飲者。氣虚者，陽氣内微，心下空虚，内動為悸。六君子加遠知、菖蒲，千金定志丸。血虚者，陰氣内虚，虚火妄動。歸脾湯加丹參、炙今。飲者，水停心下，侮其所勝，心主畏水，不能自安故惕然而動半夏茯苓湯火旺者水不制火時悸時煩跳動不安天王補心丹十味溫膽加減有真心跳乃血少非驚悸也人或夢中如墮岩崖或睡中忽自身體跳動此心氣不足也歸脾合珠砂安神丸

傷寒脈代結心動悸炙甘草湯主之仲景主于邪少虛多之治

怔忡門

經云肝虛則目䀮䀮無所見耳無所聞善恐如人將捕之　肝氣虛則恐實則怒　此症心中躁動惕惕如將捕之心虛痰鬱所致則耳聞大聲目擊異物遇險臨危觸事喪志此因驚悸久而成也痰在下火在上　黄連溫膽竹瀝姜汁　金箔鎮心　心中憺憺大動憺：本說　據手厥陰之脈是動則病心中澹澹大動又曰膽病

景岳云惟陰虛勞損之人治宜滋培根本或誤認痰火而妄施清利則速其危矣

瘛瘲門

瘛者筋脈拘急也瘲者筋脈弛縱也俗爲之搐小兒吐瀉後筋急而搐爲之慢驚俗不知風乃虛象也誤投抱龍等法則不救矣大抵發汗後失血後産後瘡瘍後氣血津液過傷不能養筋而然此症多屬心脾肝三經若自少氣脈急此心氣之虛也神砂妙香散若氣盛神昏筋攣脈大此心火之旺也導赤散神昏不語體倦肢厥脾虛生風也歸脾湯主之若寒熱往來目上視搖頭脈弦急肝熱生風也加味逍遙

傷寒瘛瘲皆由汗下之後脾土受傷金困木旺是以木生火火生風風火相煽則搐也治以平肝降火佐以和血脈祛風痰之

劑

顫振門

顫振與瘛瘲相類（振乃陰氣爭勝，顫乃陽氣不復）瘛瘲則手足牽引或屈或伸顫振則振動而不屈亦有頭動而手足不動者蓋木盛則生風生火上衝於頭頭為顫振若散于四肢則手足動而頭不動也

經曰諸風掉眩皆屬於肝肝木實熱瀉青丸虛熱六味丸 壯熱挾痰導痰加竹瀝（醫通）

顫振手足動摇不能止（自）乃肝之病風之象而脾受之也肝應木木主風風為陽陽主動脾應土土主四肢四肢受氣於脾者也土氣不足鼓之故振振摇動所謂風淫末疾者是也

肉苛門

經曰人之肉苛者麻木不仁雖近衣絮猶尚苛也營氣虛衛氣實也實爲偏過不及猶營氣虛則不仁不知痛癢衛氣虛則不用手足不隨人用營衛俱虛則不仁且不用肉如故也人身與知忘不相有曰死宜前胡散

索澤門

經曰三陽為病發寒熱下為癰腫及為痿厥腨痟（腨足肚也 痟痠痟也）其傳為索澤（索盡也津液枯竭皮膚潤澤之氣皆盡）仲景為內有乾血則肌膚甲錯是也